KARAN S
THIRUVENKADAM M

PRÁTICA DE FARMÁCIA CLÍNICA

KARAN S
THIRUVENKADAM M

PRÁTICA DE FARMÁCIA CLÍNICA

ScienciaScripts

Cover image: www.ingimage.com

This book is a translation from the original published under ISBN 978-3-659-93283-0.

Publisher:
Sciencia Scripts
is a trademark of
Dodo Books Indian Ocean Ltd. and OmniScriptum S.R.L publishing group

120 High Road, East Finchley, London, N2 9ED, United Kingdom
Str. Armeneasca 28/1, office 1, Chisinau MD-2012, Republic of Moldova, Europe
Managing Directors: Ieva Konstantinova, Victoria Ursu
info@omniscriptum.com

Printed at: see last page
ISBN: 978-620-8-40635-6

PRÁTICA DE FARMÁCIA CLÍNICA

KARAN S
THIRUVENKADAM M

PRÁTICA DE FARMÁCIA CLÍNICA

KARAN S
M. Farmacêutico,
Bolseiro de investigação
Faculdade de Farmácia Sri Ramachandra,
SRIHER (DU),
Chennai, Índia.

THIRUVENKADAM M
M. Farmacêutico, (Ph.D.,)
Professor assistente,
Departamento de Farmacologia,
Faculdade de Farmácia Karpagam,
Coimbatore, Índia.

CONTEÚDO

CAPÍTULO I

INTRODUÇÃO À FARMÁCIA CLÍNICA

Farmácia clínica

A farmácia clínica é definida como o ramo da ciência farmacêutica que se ocupa da utilização dos conhecimentos, das competências e dos juízos do farmacêutico relacionados com as ciências biomédicas e farmacêuticas, a fim de comprovar a segurança, o custo e a precisão da utilização dos medicamentos nos cuidados aos doentes.

Objetivo

Promover a utilização correta e adequada dos medicamentos e dispositivos médicos. Estas actividades têm por objetivo

- Maximizar o efeito clínico dos medicamentos
- Minimizar o risco de acontecimentos adversos induzidos pelo tratamento
- Minimizar as despesas com tratamentos farmacológicos.

Evolução

Grandes marcos da história e do desenvolvimento da farmácia clínica:

- 1928 - Os farmacêuticos do Hospital da Universidade de lowa começam a participar nas rondas dos doentes.
- 1945 - L.Wait Rising inicia a formação de cadetes em Farmácia Clínica na Faculdade de Farmácia da Universidade de Washington.
- 1950-Lançamento do curso Pharm.D pela University of Southern California e outras universidades.
- 1960-Estabelecimento do primeiro consultório farmacêutico e utilização do perfil de medicação do doente pelo Dr. Eugene White em Berryville, Vigínia, Estados Unidos.
- Anos 60 - O mesmo modelo baseado na prática de farmácia em consultório foi adotado por outros pioneiros, como Ralph S Kuhn e Carl F Emsweller.
- 1962-O centro médico da Universidade de Kentucky abriu o primeiro Centro de Informação sobre Medicamentos (DIC).
- 1969-Revisão do Código de Ética da Associação Farmacêutica Americana (APha) que proibia os farmacêuticos de prescreverem ou discutirem os efeitos terapêuticos ou a composição das receitas.
- 1972 - Autorização de prescrição para farmacêuticos nos Estados Unidos que tenham concluído o Pharmacists Practitioner Training Program.
- 1976-Formação do Board of Pharmacy Specialties (BPS) pela American Pharmaceutical Association.

Principais marcos no desenvolvimento da farmácia clínica na Índia:

- 1984 - Início do curso de pós-graduação em Farmácia Hospitalar e Clínica na Faculdade de Farmácia de Deli (atualmente DPSRU)

- 1996-Projeto Conjunto Indo-Australiano em Prática e Educação de Farmácia Clínica
- 1996 - Início do curso de pós-graduação em Farmácia Clínica no Cristian Medical College, Vellore.
- 1997-Estabelecimento do Departamento de Farmácia Clínica e início do curso M.Pharm em Prática Farmacêutica em JSS Mysore
- 2008-Início do curso Pharm.D através da introdução dos Regulamentos Pharm.D 2008 pelo Conselho de Farmácia da Índia (PCI)
- 2015-Regulamentos sobre a prática da farmácia de 2015 pelo Conselho de Farmácia da Índia (PCI)

Evolução do papel do farmacêutico:
Durante o século XX, a profissão de farmacêutico passou por quatro etapas.

- Era tradicional
- Era científica
- Era clínica
- Cuidados farmacêuticos Era

Era tradicional

Início do século XX, Formulação e distribuição de medicamentos de origem natural. Farmacognosia, Estudo das propriedades medicinais dos produtos naturais de origem animal, vegetal e mineral. Galénica/farmácia, Técnicas de preparação de medicamentos.

Era científica

Início após a Segunda Guerra Mundial, surgimento da indústria farmacêutica Medicamentos produzidos em fábricas e não em boticários. O ensino da farmácia privilegiava as ciências. Farmacologia, o estudo científico dos medicamentos e do seu mecanismo de ação, incluindo os efeitos secundários. Farmácia, libertação da forma de dosagem do medicamento

Era clínica

1975: Relatório Millis, Pharmacists for the Future, nova ênfase educativa na farmácia clínica (orientada para o doente). Farmacocinética, a atividade de um medicamento no organismo durante um período de tempo; inclui a absorção, a distribuição, o metabolismo e a eliminação. Fisiopatologia, o estudo das doenças e afecções que afectam o funcionamento normal do organismo.

A era dos cuidados farmacêuticos:

1990: Hepler e Strand definiram os cuidados farmacêuticos, uma filosofia que alargou o papel do farmacêutico de modo a incluir a utilização adequada de medicamentos para alcançar resultados positivos com a terapêutica medicamentosa prescrita inclui

- Monitorização da resposta à terapêutica
- Educar o doente e aviar a receita

ÂMBITO DA FARMÁCIA CLÍNICA:

1. Preparação do historial de medicação do doente
   - Hipersensibilidade ou alergia a medicamentos específicos observadas no passado, hábitos alimentares ou medicamentosos específicos, toxicodependência ou intoxicação por produtos químicos devido a riscos profissionais, todos susceptíveis de interferir com a terapia.
   - Isto ajudará a poupar tempo e esforço aos médicos e, consequentemente, resultará numa seleção mais rápida e precisa da terapia medicamentosa.

2. Prescrição racional
   - O farmacêutico clínico pode sugerir ao médico e ajudá-lo a selecionar o medicamento certo. Alguns dos exemplos de combinações irracionais identificados pelo farmacêutico são
   - Haloperidol + Diazepam + Amitriptilina
   - Reserpina + Sintamil

3. Bioequivalência e equivalência genérica de fórmulas farmacêuticas
   - Vários factores influenciam a biodisponibilidade dos medicamentos a partir das formas de dosagem.
   - Seleção da terapia medicamentosa adequada com base em estudos de bioequivalência em diferentes formas de dosagem da mesma substância medicamentosa.

4. Controlo dos doentes
   - Observa os sinais e sintomas que indicam a necessidade ou a reação aos medicamentos.
   - O farmacêutico clínico que conhece a via de administração correta, os sinais e sintomas de sobredosagem, as contra-indicações, os efeitos desejados, os efeitos indesejados e os efeitos secundários pode ajudar a monitorizar a terapêutica medicamentosa em termos de segurança e eficácia, uma necessidade com as aplicações crescentes de produtos químicos e medicamentos potentes e tóxicos.
   - Medicamentos com índice terapêutico estreito, ou quando os medicamentos são administrados a doentes em estado crítico ou que sofrem de doenças crónicas.

5. Reacções adversas e interações medicamentosas

O farmacêutico clínico:

- É capaz de compilar e processar dados utilizando computadores e de os disponibilizar ao pessoal médico.
- Pode sugerir uma terapia alternativa, se aplicável
- Identificar as alterações dos efeitos dos medicamentos devido a interações com vários alimentos, álcool, tabaco, produtos químicos ambientais, bem como devido à gravidez.

6. Inferências de testes de diagnóstico de drogas
7. Misturas intravenosas
8. Especialista em informação sobre medicamentos
    - Um farmacêutico clínico, especialista em medicamentos, pode gerir um serviço de informação sobre medicamentos.
    - Através da utilização e recuperação eficazes da literatura clínica sobre medicamentos, o farmacêutico pode comunicar ativamente informações sobre medicamentos.
    - Pode ajudar em situações de emergência médica, fornecendo informações imediatas sobre antídotos em caso de envenenamento ou sobredosagem.

9. Lojas de venda a retalho de produtos farmacêuticos
    - Muitos medicamentos de venda livre podem interagir com medicamentos sujeitos a receita médica.
    - Um farmacêutico clínico nas farmácias de retalho pode manter perfis de medicamentos dos doentes, perfis de medicamentos da família e registos familiares com base nos quais o farmacêutico pode aconselhar o doente sempre que aviar a receita.
    - Pode determinar a resposta do doente à terapêutica medicamentosa e ajudá-lo na seleção e utilização de medicamentos de venda livre.

10. Aconselhamento de alta e adesão do doente
    - A adesão à terapêutica medicamentosa pode ser melhorada várias vezes, educando e aconselhando o doente no momento da alta hospitalar ou durante a distribuição da receita no balcão de venda a retalho.
    - O doente pode ser informado do objetivo da medicação, do modo de administração adequado, do esquema de dosagem e das condições de armazenamento.
    - Pode ser informado de quaisquer potenciais efeitos adversos ou secundários a esperar e de quaisquer alimentos ou actividades a evitar durante a terapêutica.

11. Investigação clínica e programa de formação contínua
    - O farmacêutico clínico pode participar num programa de avaliação de medicamentos experimentais.
    - Pode ajudar na realização de ensaios clínicos baseados em princípios sólidos de métodos bioestatísticos de avaliação.

- Pode também desenvolver programas de formação para farmacêuticos, enfermeiros e estagiários.

12. Auditoria médica :

A auditoria médica é um procedimento lógico e necessário no âmbito de um trabalho de equipa organizado. O farmacêutico clínico é o iniciador ou um membro muito ativo de um comité em funcionamento. Seguem-se as actividades relativas à auditoria médica:

- Legislação.
- Obrigação contratual.
- Regulamentação e registo das ordens e da administração de farmacoterapia.
- Regulamentação das experiências clínicas com medicamentos
- Informações por sujeito e por paciente
- Política do comité de farmacoterapia
- Regulamentação da informação da indústria farmacêutica
- Microssimposições locais ou regionais por doente
- Política de formulários
- Estudo retrospetivo dos padrões de consumo de drogas
- Trabalho do comité de auditoria médica".

Âmbito da farmácia clínica

- Serviços de informação sobre medicamentos
- Informações sobre novos medicamentos
- Aconselhamento
- Aconselhamento sobre a gestão individual dos doentes
- Nesta última categoria, relacionada com
    - deteção e gestão de RAM
    - ajuste de dose em doentes renais e hepáticos, geriátricos
    - interações medicamentosas
    - escolha da terapia
- Outros domínios são
    - Elaboração de diretrizes ou protocolos de tratamento
    - Educação dos enfermeiros sobre a preparação e administração dos medicamentos parentais
    - Intervenções para reduzir os erros de medicação
    - Apoio às actividades de investigação clínica
    - Na farmácia comunitária, os conhecimentos de farmácia clínica podem ser utilizados para aconselhar, identificar problemas relacionados com medicamentos e aconselhar sobre a gestão de doenças menores e encaminhar os doentes para os médicos, se necessário
- Ensino de farmácia clínica
    - Fisiopatologia
    - Análise dos dados dos doentes

- Terapêutica aplicada
- Farmacocinética clínica
- Competências de comunicação
- Os farmacêuticos clínicos passam a maior parte do seu tempo nas enfermarias

CENÁRIO INTERNACIONAL E NACIONAL DA FARMÁCIA CLÍNICA:

☆ Austrália

- Ambiente comunitário com lojas de retalho pertencentes a farmacêuticos
- A maioria dos serviços diz respeito à distribuição de medicamentos
- Income of pharmacist australia gov.funding taxas de distribuição e margens de lucro
- Farmácia hospitalar: área mais pequena com número de farmacêuticos, financiada pelo governo, não ligada ao volume de medicamentos
- Esta diferença necessita de mais prática clínica de farmácia surgiu
- Os farmacêuticos comunitários são prejudicados no desenvolvimento de serviços clínicos porque não pagam nada para além da distribuição de medicamentos
- A questão do pagamento é um fator-chave para a evolução da farmácia clínica nos hospitais australianos e não é a única razão. Outras razões são
  - O maior acesso à informação sobre os doentes nos hospitais
  - a oportunidade de desenvolver relações com o pessoal médico e de enfermagem,
  - cultura de ensino e investigação nos hospitais.
- Na farmácia comunitária - o motivo da prescrição é frequentemente pouco claro
  - Outras informações, como resultados laboratoriais, não disponíveis
  - O aconselhamento básico sobre medicamentos está sobretudo disponível nas farmácias comunitárias da Austrália
- Desde 1997, o Aus.Gov forneceu financiamento para serviços de farmácia clínica em ambientes comunitários.
- Os serviços de MTM, como a revisão de receitas médicas para pacientes em lares de idosos, são financiados independentemente da distribuição de medicamentos.
- Novos serviços ainda em evolução - requerem a colaboração entre o doente, o prescritor e o farmacêutico
- Com estas mudanças e com os avanços da tecnologia da informação, as diferenças entre os papéis da farmácia clínica na prática da farmácia comunitária e da farmácia hospitalar serão gradualmente
- A variação no desenvolvimento da farmácia clínica entre os diferentes países resultou de muitos factores relacionados e não relacionados,
  - o equilíbrio entre os serviços de saúde públicos e privados
  - a relação entre a medicina e a farmácia

- o ensino incide sobre a disponibilidade das farmácias para a licenciatura e a pós-graduação
    - Prática clínica centrada no doente
- Contribuiu para a rapidez da adoção da farmácia clínica em diferentes países.
- Mas, o desenvolvimento, o estímulo e a necessidade da farmácia clínica são os mesmos em todo o mundo
- Quando e onde os medicamentos são utilizados, é necessário um farmacêutico clínico

☆ Reino Unido - semelhante à Austrália

☆ Alemanha - O ensino da farmácia manteve uma forte componente química e Cognosy lenta na prática clínica

☆ Alguns países europeus - escolher estágios clínicos completos em países como Aus. desenvolver Farmácia clínica na Europa

☆ Países asiáticos - Japão, Malásia, Singapura e Índia: valorização crescente do farmacêutico nos cuidados de saúde e interesse pela farmácia clínica.

☆ Os estudantes da UG da Malásia concluem a parte do seu curso na Austrália

em 2000, a OMS patrocinou a formação clínica de farmacêuticos do Governo da Malásia na Austrália

☆ Índia

- 1º grau em farmácia na Universidade de Banaras, há 70 anos, sob a direção de Mahadev lal Schrofff.
- Em 1948, foi redigida uma lei farmacêutica no âmbito do PCI (organismo de controlo)
- 1953, 1ª regulamentação do ensino de D.Pharm qualificação mínima necessária para exercer farmácia na Índia
- A educação foi posteriormente revista em 1972, 1981, 1991
- 15 anos após a formação de farmacêutico independente para a Pha. A indústria ocupa-se principalmente da formulação, do controlo de qualidade e da comercialização.
- O crescimento do sector indica a autossuficiência da Índia em termos de necessidades farmacêuticas
- Mais de 60.000 formulações diferentes, incluindo vários tipos de formas de dosagem
- Por conseguinte, a prática da farmácia foi negligenciada. O 1º reconhecimento da prática farmacêutica em 1991, quando se inclui o tema HCP, farmácia comunitária, drogaria, educação para a saúde
- Durante as décadas de 1980 e 1990, as consequências do consumo indevido de droga, dos problemas relacionados com a droga, dos maus resultados em termos de saúde e das perdas económicas são mais vastas

- O reconhecimento das novas responsabilidades do farmacêutico no domínio dos cuidados de saúde é um problema do sistema de ensino existente, ou seja, da ceutica, da química, da cologia e da farmácia industrial. Mas é necessário um conjunto diferente de conhecimentos e competências, pelo que o desenvolvimento inicial da prática farmacêutica foi dificultado pela falta de pessoal docente.
- Para resolver este problema, a possibilidade de apoio do estrangeiro.
- Como resultado, o 1º Mestrado em programas de prática de farmácia foi iniciado em JSS Mysore e ooty em 1996 e 1997 com o apoio de instituições australianas.
- Estes ensinamentos baseiam-se em hospitais locais, na aprendizagem diária baseada em casos.
- SRIPMS, Coimbatore 1998, Faculdade de Farmácia KLE, Belgaum 1999
- Em 2001, foi iniciado um programa semelhante em Manipal, na faculdade Al Ameen e na universidade Annamalai
- no ano seguinte, Kerala govement college, Kempegowda college em bangalore e NIPER em Mohali, punjab
- Resultado: transição da profissão de farmacêutico, ou seja, passar de uma profissão técnica e orientada para a indústria para um papel no sistema de cuidados de saúde.

Necessidade de farmácia clínica na Índia

- Farmácia clínica promoção de uma terapia medicamentosa segura e económica farmácia
- prática - termo mais lato '
- Estes incluem a distribuição de medicamentos .....
- A farmácia clínica tem as suas origens na farmácia hospitalar, mas em alguns países as actividades clínicas, que no início se restringiam aos hospitais, estão agora bem desenvolvidas no contexto da comunidade

- O consumo de droga é um processo complexo e muitos problemas relacionados com a droga a vários níveis
    - Prescritores
    - Doentes
    - Farmacêuticos
    - Indústria farmacêutica
    - Governo

Indústria farmacêutica

- Estão disponíveis mais de 60 000 fórmulas
- Muitas das formulações são irracionais e não essenciais
- Os médicos confiam no material promocional, fonte de informação sobre medicamentos, tendenciosa, não fornece aconselhamento independente, não

dispõe de um departamento de informação médica completo, os folhetos informativos contêm apenas informações técnicas, não são fornecidas informações sobre o produto ao consumidor

- A farmácia clínica pode abordar estes problemas baseados na indústria, fornecendo informações imparciais e independentes que proporcionam aconselhamento aos doentes

Prescritor

- Carga de doentes - o médico ocupado gasta 5-10 minutos por doente
- Alguns médicos - Um comprimido para cada problema relacionado com a droga
- Razões - não receberam conhecimentos adequados sobre farmacoterapia no currículo médico e confiam nas bulas dos medicamentos
- Marcas comerciais risco de duplicação de equivalentes terapêuticos
- Terapia definitiva não praticada Terapia empírica para doenças infecciosas
- Antibióticos de largo espetro para infecções simples Resistência.

O farmacêutico clínico pode ajudar fornecendo informações para proporcionar uma terapia medicamentosa mais segura e eficaz

Farmacêuticos

- Farmacêutico em estabelecimentos médicos não profissionais
- Porque Conhecimento deficiente, Falta de formação, Falta de confiança, Falta de benefícios financeiros, Não farmacêutico.
- O farmacêutico hospitalar gere o inventário de medicamentos, a distribuição de medicamentos em OPD e a manutenção de registos.
- Com educação e formação adequadas, as farmácias graduadas ajudam a melhorar a utilização de medicamentos, prestando serviços
    - Monitorização da terapêutica medicamentosa
    - Aconselhamento dos doentes
    - Serviços de informação sobre medicamentos
    - ADR
    - Participação na ronda das enfermarias

Governo

- Políticas de medicamentos orientadas para a indústria farmacêutica e não para os doentes
- Importância das questões técnicas e comerciais, ou seja, controlo de preços e licenciamento da produção
- As alegações publicitárias e promocionais não são estritamente regulamentadas Continua por criar um sistema funcional de comunicação de RAM

- O farmacêutico clínico desempenha um papel importante na monitorização das RAM e melhorará a utilização dos medicamentos, especialmente em pediatria e geriatria.
- Muito pode ser feito pelo governo para desenvolver a prática da farmácia e para que o farmacêutico tenha um papel significativo no sistema de saúde.

Doentes

- A maioria dos doentes indianos, 50%, não sabe ler nem compreender inglês
- O farmacêutico clínico ajuda o doente a cumprir as suas obrigações através de aconselhamento na língua local Identificar e resolver os factores que contribuem para o incumprimento
- Folhetos informativos e de aconselhamento para os doentes na língua local elaborados por farmacêuticos clínicos em conjunto com médicos
- Os doentes indianos com baixos rendimentos gastaram dinheiro para comprar medicamentos
- Os farmacêuticos clínicos fornecem informações sobre os medicamentos mais rentáveis para doenças específicas e ajudam a reduzir as despesas com medicamentos desnecessários.

Situação da farmácia clínica na Índia

- Nos países desenvolvidos, como os Estados Unidos da América, o Canadá, etc. A farmácia clínica já tomou forma.
- Na Índia, está ainda numa fase embrionária.
- O papel do farmacêutico retalhista é visto por muitas pessoas como uma simples transferência de comprimidos de um frasco grande para um pequeno, contando os comprimidos, escrevendo etiquetas e calculando o preço.
- A maior parte do seu tempo é dedicado à comercialização de rotina de cosméticos, produtos de barbear, artigos de papelaria e outros produtos que têm pouca ou nenhuma relação com os cuidados de saúde.
- A Índia está entre os quinze primeiros países do mundo no mercado farmacêutico no que respeita à produção, exportação, importação, etc. de produtos farmacêuticos.
- Continua a ser necessário desenvolver o conceito de farmácia clínica.
- Atualmente, existe uma "explosão de drogas" e uma "explosão de informação" em relação às drogas.
- Por um lado, há o desenvolvimento de medicamentos mais recentes e mais eficazes e, por outro lado, os seus potenciais riscos de efeitos secundários estão a aumentar.
- Em primeiro lugar, há pouco tempo para o diálogo médico-doente, uma vez que o médico tem normalmente muito pouco tempo para passar com cada doente.

- o excessiva e incorrecta de medicamentos. Cada vez mais pessoas caem naquilo a que se chama latrogénese (doenças induzidas por medicamentos) e o uso indevido de medicamentos. tem aumentado a "auto-medicação" por parte dos doentes.
- Estes factores conduziram ao desenvolvimento da "Farmácia Clínica" como uma nova disciplina.

CUIDADOS FARMACÊUTICOS

Os cuidados farmacêuticos são definidos como "a prestação responsável de terapêutica medicamentosa com o objetivo de alcançar resultados terapêuticos definidos que melhorem a qualidade de vida dos doentes"

Estes resultados são

- Cura da doença
- Eliminação ou redução da sintomatologia do doente
- Paragem ou abrandamento de um processo de doença
- Prevenir doenças ou sintomas

Elementos básicos dos cuidados farmacêuticos:

- Orientado para o doente
- Problemas agudos e crónicos abordados
- Acentuar a prevenção dos problemas relacionados com a droga
- Sistema documentado de registo das necessidades e cuidados dos doentes.
- Oferecer cuidados contínuos de forma sistemática.
- Recorrer à ajuda de outros prestadores de cuidados de saúde para integrar os cuidados prestados.
- Altamente responsável
- Ênfase na otimização da qualidade de vida dos doentes.
- Ênfase na educação para a saúde do doente e na promoção da saúde.
- Os cuidados farmacêuticos são o processo através do qual o farmacêutico coopera com o doente e outros profissionais na conceção, aplicação e acompanhamento de um plano terapêutico que produzirá resultados terapêuticos específicos para os doentes.

Três funções principais

1. ldentificar problemas potenciais e reais relacionados com a droga.
2. Resolver problemas reais relacionados com a droga
3. Prevenir potenciais problemas relacionados com a droga.

O farmacêutico, que é a figura central da assistência farmacêutica, tem as seguintes funções a desempenhar

Funções a desempenhar pelo farmacêutico

1. Recolha de dados dos doentes.

2. Identificação dos problemas.
3. Estabelecer objectivos de resultados através de um bom plano terapêutico
4. Avaliar alternativas de tratamento, acompanhando e modificando o plano terapêutico.
5. Individualizar os regimes de medicamentos
6. Acompanhamento dos resultados.

1. Recolha de dados dos doentes:

- O farmacêutico deve recolher e/ou produzir informações subjectivas e objectivas sobre o estado de saúde e de atividade, a história clínica anterior, a história da medicação, a história social, a alimentação, o exercício físico, a história da doença atual e a situação económica.
- As fontes de informação podem incluir: fichas de medicação e relatórios, avaliação física/saúde, família do doente ou pessoa que cuida dele, seguradoras e prestadores de cuidados de saúde.
- Este último constitui a base das decisões relativas ao desenvolvimento e às alterações subsequentes do plano de terapia medicamentosa. Deve ser facilmente recuperável e atualizado de tempos a tempos.

2. Identificação dos problemas:

- Identificar os problemas a partir dos dados recolhidos.
- Os problemas podem estar relacionados com a terapia medicamentosa atual, a administração dos medicamentos, a conformidade com os medicamentos, a toxicidade dos medicamentos, as reacções adversas aos medicamentos, a incapacidade de obter os resultados desejados com o tratamento.
- Algumas das causas relacionadas com as drogas são:
  - Prescrição inadequada: regime inadequado ou regime desnecessário.
  - Entrega inadequada: Erros de dispensa, informação incorrecta do doente ou
    formulações inadequadas.
    Não conformidade.
  - Alergias dos doentes, e
  - controlo inadequado.

3. Estabelecimento de objectivos de resultados:

- Cura da doença,
- Eliminação ou redução dos sintomas do paciente,
- Paragem ou abrandamento de um processo de doença,
- Prevenção de uma doença ou dos seus sintomas para o futuro.

As expectativas do doente em relação ao tratamento, a sua aptidão para o tratamento e, sobretudo, os seus recursos para suportar o custo do tratamento.

4. Avaliar as alternativas de tratamento através do controlo e da modificação do plano terapêutico:

- A eficácia e a segurança devem ser consideradas ao avaliar a relação risco-benefício de um determinado tratamento.
- A avaliação deve incluir tanto os tratamentos medicamentosos como os não medicamentosos e deve ser efectuado um acompanhamento regular do doente para verificar se o plano terapêutico funciona.

5. Individualizar os regimes de medicamentos

Quando existem mais do que uma alternativa terapêutica, a terapêutica do doente é adaptada com base em múltiplos factores: diagnóstico, objectivos do tratamento, história clínica passada, contra-indicações, alergias, adesão, cooperação e conveniência do doente, eficácia e factores de custo

6. Acompanhamento dos resultados:

- Monitorização dos sinais, sintomas, efeitos secundários e sequelas.
- Assegurar a evolução satisfatória; continuar ou modificar o plano terapêutico, fornecer o relatório sobre a evolução aos prestadores de cuidados de saúde, acompanhar os doentes e atualizar os registos médicos dos doentes.

Tipos de cuidados farmacêuticos:

- Análise SOAP
- Plano de farmacoterapia CORE
- Análise FARM
- Plano de farmacoterapia PRIME

Formato de uma nota SOAP:

- O formato SOAP é o mais frequentemente utilizado pelos médicos; no entanto, quando utilizado no contexto dos cuidados farmacêuticos, o conteúdo das secções deve ser revisto para corresponder ao âmbito legal da prática do farmacêutico.
- S = resultados subjectivos
  Por exemplo, queixas principais e duração ou gravidade dos sintomas.
- O = resultados objectivos
  Por exemplo, dados laboratoriais, peso, altura, tensão arterial e pulso.
- A = avaliação
  Diagnóstico ou possíveis explicações para os problemas médicos do paciente.
- P = Plano
  Regime de medicamentos ou procedimento cirúrgico

NOTA DA AGRICULTURA:

Formular uma nota FARM ou uma nota SOAP para descrever e documentar as intervenções previstas ou efectuadas pelo farmacêutico. Algumas unidades de saúde podem especificar um formato em detrimento de outro

- F = resultados

  As informações específicas do doente que servem de base ou conduzem ao reconhecimento de um problema de farmacoterapia ou de uma indicação para a intervenção do farmacêutico, incluindo informações subjectivas e objectivas sobre o doente.
- A = avaliação
  - qualquer informação adicional que seja necessária para melhor aceder ao problema e fazer recomendações
  - a gravidade, a prioridade ou a urgência do problema
  - os objectivos a curto e a longo prazo do problema
- R = resolução (incluindo a prevenção)

  O plano de intervenção inclui acções reais ou propostas pelo farmacêutico
  - observar, reavaliar
  - Aconselhamento
  - Fazer recomendações aos doentes
  - Informar o prescritor
  - Fazer recomendações ao prescritor
  - Recusa de medicamentos ou desaconselhamento da sua utilização
- M = controlo e acompanhamento.
  - O parâmetro a seguir (dor, humor deprimido, nível sérico de potássio)
  - O objetivo da monitorização (eficácia, toxicidade, acontecimentos adversos)
  - Como é que o parâmetro será monitorizado (entrevista ao doente, nível sérico do medicamento, exame físico)
  - Frequência do controlo (semanal, mensal)
  - Duração do controlo (semanal, mensal)
  - Duração do controlo (até à resolução, durante o tratamento com antibiótico, até à resolução, mensalmente durante 1 ano)

PARTICIPAÇÃO NA RONDA DE CONSULTAS

As rondas de enfermaria são rondas clínicas de rotina em que os prestadores de cuidados de saúde visitam os doentes na enfermaria para avaliar a evolução do estado de saúde dos doentes internados. As rondas de enfermaria conduzidas por médicos incluem a unidade de medicina ou qualquer outra especialidade onde se encontram professores, professores associados, professores assistentes, residentes seniores, pós-graduados e internos, juntamente com

os farmacêuticos e os enfermeiros observam o estado do doente e avaliam-no para decidir a terapêutica a seguir.

Objectivos da participação na ronda de enfermagem

- O objetivo da ronda na enfermaria é monitorizar de perto o estado do doente e intervir imediatamente para melhorar o seu estado e evitar a morte.
- Os médicos estão a visitar todos os doentes internados na sua unidade, por ordem, começando pela unidade de cuidados intensivos.
- Aqui também há relatos de casos documentados para recordar a história do caso dos pacientes que rapidamente se actualiza e é capaz de mudar as estratégias de tratamentos.

Objectivos da participação na ronda de serviço

A equipa da enfermaria é composta por médicos, enfermeiros e farmacêuticos que trabalham em equipa com o objetivo comum de garantir um tratamento seguro, eficaz, económico e favorável ao doente, com conhecimentos de cada prática profissional.

Papel do farmacêutico na participação em rondas de enfermagem

- O farmacêutico, sendo um perito em matéria de medicamentos, deve estar disponível para a equipa de ronda da enfermaria para decidir sobre regimes de dosagem, interpretações de fórmulas, monitorização de RAM, interações medicamentosas, interações medicamentosas-alimentares e serviços de informação sobre medicamentos e venenos.
- A disponibilidade de serviços farmacêuticos aumenta definitivamente a exatidão do tratamento, a segurança dos doentes e a eficácia.

Funções dos farmacêuticos nas rondas às enfermarias:

- O farmacêutico na ronda das enfermarias deve ter 2 momentos: um com os médicos e outro só para si.
- Na primeira ronda pela enfermaria, segue o tratamento administrado e verifica o formulário para a dose prescrita.
- Além disso, pode também refletir criticamente sobre qualquer risco possível para os pacientes devido aos medicamentos administrados, alertando a equipa e evitando a causalidade adicional que teria ocorrido devido à inviabilidade dos serviços de farmácia clínica.
- Na segunda ronda, o farmacêutico tem como alvo os doentes antes da alta e aconselha-os sobre a prática da medicação na alta durante as rondas. Também motiva os doentes a conhecerem a dieta e o exercício físico necessários para a gestão da doença, para que possam ter alta.

Importância da participação na ronda de serviço

- A retirada dos farmacêuticos das rondas nas enfermarias será uma grande perda para a equipa clínica e para os doentes. Os erros de medicação e a dosagem incorrecta podem fazer cair os resultados terapêuticos numa perspetiva negativa.

- Está bem estabelecido que as expectativas dos doentes não se limitam à cura clínica, mas sim a uma despesa económica rentável com uma melhor qualidade de vida.
- As lacunas no conhecimento da prática de cuidados de saúde na gestão da doença podem ser preenchidas por um farmacêutico qualificado num hospital.

Classificação das rondas nas enfermarias

Classificação com base no objetivo da ronda e na composição da equipa de saúde

- Pré-rodadas
- Ronda de registadores/residentes
- Professor / chefe de ronda
- Ronda de ensino

Pré-rodadas

- Geralmente por estagiários ou estudantes de pós-graduação em medicina num hospital universitário.
- Apenas algumas decisões de gestão são tomadas durante estas rondas.
- O farmacêutico clínico estagiário pode juntar-se aos estagiários ou aos PGs nas suas pré-rondas e completar a medicação do doente e a revisão clínica nessa altura.

Ronda de registadores/residentes

- Nos hospitais-escola, os médicos e os residentes, individualmente ou em equipa, realizam rondas nas enfermarias.
- Pelo menos uma vez por dia, a uma hora fixa, normalmente de manhã.
- Ronda útil para farmacêuticos clínicos de todos os níveis de experiência.

Professor / chefe de ronda

- Nos hospitais-escola, o chefe de unidade ou o professor de uma especialidade efectuam rondas com outros profissionais de saúde.
- Realizado para todos os pacientes sob os seus cuidados numa base diária.
- mais difícil para o farmacêutico clínico em termos dos seus conhecimentos clínicos.

Ronda de ensino

- Nos hospitais universitários, o pessoal médico académico realiza rondas de ensino clínico à cabeceira dos residentes, dos estudantes de medicina de pós-graduação, dos estagiários, dos estudantes de medicina de graduação e dos estudantes de farmácia
- Normalmente são rondas extensas e são efectuadas apenas algumas vezes por semana
- Proporciona uma oportunidade para os farmacêuticos clínicos melhorarem os seus conhecimentos clínicos

Preparação da ronda de pré-despromoção

- Os farmacêuticos têm de se preparar bem antes de participarem nas rondas de serviço. Para uma participação eficaz na tomada de decisões clínicas, é essencial dispor de informações exactas e actualizadas sobre o estado de saúde dos doentes, a gestão da doença e a história clínica anterior
- A revisão da ficha de medicação e do registo do caso deve ser concluída antes da ronda da enfermaria
- A preparação antes da ronda de serviço dá uma visão geral das questões relacionadas com medicamentos e doenças que podem surgir durante uma ronda de serviço
- Identificar e estabelecer prioridades para os problemas relacionados com a droga.
- Preparar medidas corretivas para os problemas identificados relacionados com a droga.
- Manutenção de perfis individuais de pacientes, que resumem informações relevantes para a terapia medicamentosa do paciente.

Conselhos práticos para a participação em rondas de enfermaria

- Concluir a preparação da ronda de pré-sorteio muito antes do início da ronda.
- Dê prioridade à ronda da enfermaria (no caso de haver mais) para as rondas em que pode contribuir mais.
- Nos hospitais com um formulário, assegura que todas as receitas estão em conformidade com o formulário do hospital.
- Ser portador de referências adequadas durante o trabalho na enfermaria (BNF, CIMS, revisão de medicamentos)
- Se forem identificados potenciais problemas relacionados com drogas, preparar para sugerir alternativas para resolver o problema
- Se forem identificados muitos problemas relacionados com a droga, dar-lhes prioridade e discutir os DRBs mais importantes
- Evitar entrar em discussões sobre o diagnóstico

Intervenções durante a ronda da enfermaria

Uma intervenção farmacêutica é definida como qualquer ação do farmacêutico que resulte diretamente numa alteração da gestão da terapêutica do doente. A intervenção do farmacêutico para apoiar a prescrição pode assumir várias formas. As principais questões relacionadas com os medicamentos que podem surgir durante as rondas nas enfermarias dizem respeito a:

- Dose e frequência
- Escolha do medicamento
- Efeitos adversos
- Interações medicamentosas
- Formulação

- Duração da terapia
- Acções e utilização / farmacologia
- Disponibilidade/fornecimento de medicamentos
- Identificação das meditações do paciente no momento da admissão
- Questões jurídicas e administrativas
- Diversos, tais como condições de armazenamento

Comunicação durante as rondas nas enfermarias

- O farmacêutico clínico deve trabalhar em estreita colaboração com outros profissionais de saúde para satisfazer as necessidades de cuidados de saúde.
- A capacidade de comunicação eficaz e os conhecimentos clínicos são pré-requisitos para uma participação efectiva nas rondas de enfermaria.
- As boas relações interpessoais são uma chave para o sucesso.
- Tente resolver as diferenças de opinião de uma forma direta, mas de uma forma que transmita respeito pelos outros.
- A aprendizagem da língua regional ajuda o farmacêutico a acompanhar a conversa entre os médicos e os doentes.
- Também o ajuda a interagir eficazmente com os pacientes.
- Ser cauteloso ao discutir questões relacionadas com medicamentos durante a ronda da enfermaria na presença de doentes
- Evitar fazer bluff ou adivinhar, mas antes esforçar-se por obter as informações pertinentes e comunicá-las ao prescritor.
- Não pôr em causa a integridade de um médico

Acompanhamento da ronda de espera
Documentação completa:

As acções ou intervenções recomendadas pelo farmacêutico durante uma ronda pela enfermaria podem ter de ser documentadas de forma adequada

Efetuar as alterações necessárias:

O farmacêutico pode ter de alterar o plano de cuidados do doente para satisfazer as exigências resultantes de alterações
gestão de doentes.

Discussão com os doentes:

Se for caso disso, o farmacêutico deve discutir com os doentes questões relacionadas com a terapêutica medicamentosa (por exemplo, o motivo da alteração da terapêutica, a administração do medicamento ou as técnicas de auto-motivação e a prudência relativamente a eventuais efeitos adversos).

MONITORIZAÇÃO DA TERAPÊUTICA MEDICAMENTOSA

A monitorização da terapia medicamentosa, também conhecida como monitorização terapêutica de medicamentos (TDM), é um meio de monitorizar os níveis de medicamentos no sangue. A monitorização terapêutica de medicamentos (TDM) refere-se à medição e interpretação de medições da concentração de medicamentos, principalmente no sangue ou no plasma, com o objetivo de otimizar a terapia medicamentosa e os resultados clínicos de um doente, minimizando simultaneamente o risco de toxicidade induzida por medicamentos. A TDM envolve a adaptação de um regime de dose a um doente individual, mantendo a concentração no plasma ou no sangue dentro de um determinado intervalo.

Objetivo

- Para obter o efeito farmacológico desejado do medicamento.
- Para atingir o efeito máximo no menor tempo possível.
- Para diminuir o risco de toxicidade.

O TDM é útil em medicamentos:

- Com um índice terapêutico estreito.
- Que são altamente ligados a proteínas.
- Que são susceptíveis de interagir.
- Em que o metabolito pode ser tóxico.

Indicações

- Medicamentos com índice terapêutico estreito
- Fármacos para os quais pequenas alterações na concentração do fármaco no plasma são susceptíveis de provocar grandes alterações na resposta ao fármaco (devem apresentar uma cinética não linear)
- Medicamentos que apresentam uma absorção deficiente e irregular
- Fármacos que apresentam uma variação inter-individual relativamente maior no seu metabolismo.
- Doente que apresenta sinais e sintomas de toxicidade (ingestão de teofilina e náuseas persistentes)
- Para minimizar o risco de toxicidade
- Identificar o veneno e determinar a sua gravidade
- Medicamentos em que os sinais de sobredosagem ou subdosagem são difíceis de distinguir.
- Medicamentos que são administrados na presença de doença gastrointestinal, hepática ou renal
- Quando os doentes estão a receber terapêutica com múltiplos medicamentos

Processo TDM

1. Decisão de solicitar
2. Dados dos doentes
3. Hora da retirada da amostra
4. Recolha de amostras biológicas

5. Medições laboratoriais

1. Decisão de solicitar
    - Quaisquer sintomas tóxicos
    - Ausência de resposta terapêutica
    - Avaliação da adesão dos doentes
    - Avaliação da terapêutica após alteração do regime
    - Quaisquer potenciais interações medicamentosas
    - Necessidade de administração crónica

2. Dados dos doentes
    - Informação ao doente
    - Idade do doente
    - Endereço, profissão, referência
    - Indicação para TDM
    - Fator de precipitação, Etiologia, outra doença
    - Tratamento (passado, atual, outro)
    - Investigações

3. Hora da retirada da amostra

   O tempo de amostragem é decidido pelo farmacêutico clínico e depende das condições demográficas e terapêuticas do doente

4. Recolha de amostras biológicas
    - Tanto a quantidade como o número de amostras de sangue são decididos com base nos dados de farmacocinética da população
    - A amostra pode incluir: plasma/soro, sangue total, saliva
    - Assegurar que a SDC se encontra no estado estacionário, que a absorção e distribuição do medicamento estão completas (Trough)

5. Medições laboratoriais
    - Colorimetria
    - Espectrometria UV
    - Espectrometria de fluorescência
    - Cromatografia
        - Cromatografia gasosa
        - HPLC
        - HPTLC
    - Eletroforese capilar
    - Imunoensaio
    - Cromatografia líquida-espetrometria de massa

Papel do farmacêutico

Um serviço de TDM fiável e com capacidade de resposta depende do trabalho de equipa entre enfermeiros, médicos, farmacêuticos, cientistas e pessoal técnico. O farmacêutico clínico deve aconselhar o pessoal médico sobre a utilização e o momento adequados para a realização de um MTD e prestar assistência na interpretação dos resultados. Além disso, o farmacêutico pode estar envolvido em

- Seleção inicial do regime de medicamentos, o que pode envolver decisões sobre a escolha do medicamento, a dose, o intervalo de dosagem, a via de administração e a forma de dosagem do medicamento, tendo em conta factores como o sexo, a idade, o peso corporal, a raça, o estado do metabolismo, a função renal, a concentração plasmática de albumina, a utilização de outros medicamentos e os resultados laboratoriais.
- Ajuste do regime de dosagem com base nos resultados do TDM e na resposta clínica dos doentes.
- Avaliação das possíveis causas de resultados inesperados, como o incumprimento, problemas de biodisponibilidade, erros de medicação, interações medicamentosas ou variabilidade farmacogenética.
- Ajuste da dose para doentes em hemodiálise ou diálise peritoneal.
- Fornecimento de informações sobre venenos.

Vantagens da TDM

- Monitorização dos efeitos secundários
- Curtas hospitalares
- Melhor controlo das doenças
- Ajuste da dose
- Guia de dosagem
- Necessidade de dose individualizada
- Utilidade para o farmacêutico clínico

Aplicações clínicas

- Para confirmar concentrações séricas adequadas quando a resposta clínica é inadequada: O TDM pode ser utilizado para avaliar a adequação do regime de dosagem para manter a concentração mínima necessária para exibir eficácia
- Para evitar a toxicidade do medicamento: manter um medicamento dentro do intervalo terapêutico pode ajudar a minimizar o risco de toxicidade
- Para individualizar a dosagem de um medicamento com uma curva dose-resposta imprevisível. Ex: Fenitoína
- Para avaliar o cumprimento da medicação
- Para ajudar a prever as necessidades de dose de um doente.
- Para minimizar o período de tempo necessário para o ajuste da dose.
- Identificar os venenos e avaliar a gravidade do envenenamento numa situação de emergência num doente envenenado.
- Para auxiliar o ajuste da dose em vários estados de doença em que as variações individuais na ADME do medicamento são importantes.

Conclusão

- A TDM é necessária para uma gestão eficaz dos cuidados de saúde dos doentes
- Conduz à otimização da terapia farmacológica
- Diminuição da incidência de toxicidade relacionada com o medicamento e diminuição da exacerbação da doença
- Redução do tempo de internamento Evitar medicação desnecessária Diminuição dos efeitos secundários
- É uma ferramenta fiável, valiosa e eficiente para a adesão dos doentes e a gestão da terapêutica em doentes que recebem co-medicação complexa ou que sofrem de outras doenças

REVISÃO DA ORDEM DE MEDICAÇÃO

É uma responsabilidade fundamental do farmacêutico garantir a adequação das ordens de medicação. Serve de ponto de partida para outras actividades de farmácia clínica (aconselhamento sobre medicamentos, TDM, DI e ADR). A organização da informação de acordo com os problemas médicos (por exemplo, a doença) ajuda a decompor uma situação complexa nas suas partes individuais.

Objectivos:

- Otimizar a terapia medicamentosa dos doentes.
- Prevenir ou minimizar problemas relacionados com medicamentos / erros de medicação.

Procedimento:

- O registo médico do doente deve ser revisto em conjugação com o registo de administração de medicamentos.
- As consultas recentes, os planos de tratamento e os progressos diários devem ser tidos em conta ao determinar a adequação das ordens de medicação actuais e ao planear os cuidados de cada doente.
- Todas as ordens de medicação actuais e recentes devem ser revistas.

Componentes da revisão da ordem de medicação

1. Verificar se a ordem de medicação é redigida em conformidade com as exigências legais e locais.
2. Assegurar que a ordem de medicação é compreensível e inequívoca, que é utilizada a terminologia adequada e que os nomes dos medicamentos não são abreviados. Anotar o quadro para prestar esclarecimentos, se necessário.
3. Detetar pedidos de medicamentos aos quais o doente possa ser hipersensível/intolerante.
4. Assegurar que a ordem de medicação é adequada no que respeita a:

- A ordem de medicação anterior do doente.
- Considerações específicas do doente, por exemplo, estado de doença, gravidez.
- Dose do medicamento e esquema de dosagem, especialmente no que respeita à idade, função renal, função hepática.
- Via, forma de dosagem e modo de administração.

5. Verificação do perfil completo dos medicamentos para detetar duplicações, interações ou incompatibilidades.
6. Assegurar que os horários de administração são adequados, por exemplo, no que respeita aos alimentos, outros medicamentos e procedimentos.
7. Verificar o registo de administração de medicamentos para garantir que todos os pedidos foram administrados.
8. Assegurar que a ordem de administração de medicamentos indica claramente a hora a que a administração de medicamentos deve começar.
9. devem ser tidas em conta considerações especiais, especialmente em terapias de curta duração, como no caso dos antibióticos e analgésicos.
10. Assegurar que a ordem é cancelada em todas as secções do registo de administração de medicamentos quando se pretende interromper a terapia medicamentosa.
11. Se for caso disso, acompanhar as encomendas de medicamentos não incluídos no formulário, recomendando um equivalente no formulário, se necessário.
12. Assegurar a aplicação de uma monitorização terapêutica adequada.
13. Assegurar que todos os medicamentos necessários são encomendados. Por exemplo, pré-medicação, profilaxia.
14. Revisão da medicação em termos de custo-eficácia.

15. Identificação de problemas relacionados com a droga.
    - Indicação não tratada.
    - Seleção inadequada de medicamentos.
    - Reação adversa a medicamentos.
    - Não receção do medicamento.
    - Interações medicamentosas.
    - Consumo de drogas sem indicação.
    - Sobredosagem.

APROVAÇÃO DA TABELA

- Outro objetivo importante da revisão do processo terapêutico é minimizar o risco de erros de medicação que possam ocorrer ao nível da prescrição e/ou administração de medicamentos.
- Um erro de medicação é qualquer erro evitável que pode conduzir a uma utilização inadequada da medicação ou a danos para o doente.

- Para evitar a potencial morbilidade e mortalidade associadas a estes erros, os farmacêuticos devem rever sistematicamente a ficha de medicação e escrever anotações na ficha quando as ordens de medicação não são claras.

ANÁLISE CLÍNICA

A revisão clínica é um dos componentes integrais da revisão da medicação e deve ser efectuada, de preferência, diariamente. É a análise da evolução dos doentes para o objetivo de avaliar o resultado terapêutico. O objetivo terapêutico para a doença específica deve ser claramente identificado antes da revisão.

Objectivos:

Os principais objectivos da revisão clínica são os seguintes

- Avaliar a resposta ao tratamento medicamentoso.
- Avaliar a segurança do regime de tratamento.
- Avaliar a evolução da doença e a necessidade de alterar a terapêutica.
- Avaliar a necessidade de controlo, se for caso disso.
- Avaliar a conveniência da terapia (para melhorar a adesão).

Recolha de informações:

- Entrevista sobre o historial médico
- Revisão das notas do programa clínico do paciente
- Discussão com outros membros da equipa de cuidados de saúde
- Discussão com o doente
- Investigações bioquímicas, hematológicas, microbiológicas e outras.

Os resultados dos doentes podem ser melhorados pelo farmacêutico, identificando problemas relacionados com os medicamentos, monitorizando os resultados do tratamento, individualizando os regimes de medicação e minimizando o risco de erros de medicação.

INTERVENÇÕES DO FARMACÊUTICO:

Uma intervenção farmacêutica é definida como qualquer ação de um farmacêutico que resulte diretamente numa alteração da gestão ou da terapêutica do doente. As oportunidades de intervenção são a entrevista sobre o historial de medicação, a revisão do processo de medicação, a TDM e a participação na ronda de enfermagem

Intervenções dos farmacêuticos

- Ativo - utilização de orientações clínicas
- Passivo - serviços de informação sobre medicamentos
- Reativo - monitorização da prescrição

Exemplo de intervenção

1. Terapêutica duplicada (duplicação da terapêutica) - Interromper um de dois ou mais medicamentos com efeitos semelhantes. Ex. Interromper a atorvastatina enquanto estiver a tomar sinvastatina
2. Cumprimento das orientações - Recomendar análises laboratoriais (de acordo com as orientações internacionais corretas). Por exemplo, verificar o perfil lipídico de um doente com antecedentes de enfarte agudo do miocárdio
3. Indicação sem medicação - Ex. Não é administrado nenhum hipoglicemiante oral para a DM T-II
4. Medicação sem indicação - Ex. Interromper o pantoprazol oral se não houver risco de úlcera gástrica
5. Seleção de medicamentos - Selecionar medicamentos de acordo com as condições individuais do doente.
6. RAM notável - Alterar a medicação se houver RAM grave
7. Interações - Tipos - medicamento medicamento, medicamento doença, medicamento alimento
8. Alergia - Identificar o tipo de alergia e os medicamentos de recaída. Ex. A sulfa provoca falta de ar
9. Dosagem - Utilizar a dose adequada com base na idade e na comorbilidade
10. Ajustes de dose - Interações medicamentosas, dosagem renal / hepática
11. Dosagem subterapêutica
12. Dosagem supraterapêutica - Aumentar / diminuir a dose de acordo com os resultados laboratoriais e os efeitos secundários
13. Aconselhamento do doente - Fornecer informações ao doente sobre os medicamentos. Por exemplo, aconselhar como utilizar o inalador.
14. Custo da terapêutica - Se o doente não puder pagar medicamentos dispendiosos, então dê medicamentos de baixo custo com acções semelhantes, por exemplo, dê omeprazol em vez de pantoprazol.

Consultas relacionadas com drogas

- Escolha do medicamento
- Ação e utilização
- Formulação, dose, frequência
- Duração da terapia
- Interação
- ADR
- Medicamentos do doente à entrada
- Questões jurídicas
- Condições de armazenamento

Comunicação

- O farmacêutico deve desenvolver boas capacidades de comunicação
- As competências de comunicação e os conhecimentos clínicos são necessários para a participação em rondas e reuniões clínicas
- Uma boa relação interprofissional é a chave para o sucesso

- O farmacêutico deve falar com o doente na língua local e adotar uma abordagem cuidadosa

Barreiras

- Falta de conhecimentos e de confiança
- Falta de competências de comunicação

CAPÍTULO II

SERVIÇOS DE FARMÁCIA CLÍNICA

Os serviços de farmácia podem ser classificados em termos gerais como serviços de farmácia clínica, hospitalar e comunitária com base no ponto de serviço. Os serviços de farmácia clínica são prestados numa clínica a doentes internados e a doentes em regime de internamento. Os serviços de internamento incluem todos os cuidados e fornecimentos ao doente no que respeita aos aspectos que envolvem medicamentos. Por exemplo, as actividades como rondas na enfermaria, segurança, serviços de informação sobre medicamentos, centro de venenos, serviços de farmacovigilância, desenvolvimento e gestão do formulário hospitalar, aconselhamento e educação dos doentes, juntamente com a medicação de alta.

ENTREVISTA SOBRE O HISTORIAL DE MEDICAÇÃO DOS DOENTES

Um historial de medicação é um relato detalhado, exato e completo de todos os medicamentos prescritos e não prescritos que um doente tomou ou está a tomar antes de ser inicialmente institucionalizado ou tratado em ambulatório. Fornece informações valiosas sobre as tendências alérgicas do doente, a adesão a tratamentos farmacológicos e não farmacológicos e a automedicação com medicamentos complementares e alternativos. A entrevista com um doente para recolher os dados da história clínica é designada por entrevista sobre a história da medicação.

Importância de uma história clínica exacta:

- Prevenir os erros de prescrição e o consequente risco para os doentes.
- Útil na deteção de patologias relacionadas com medicamentos ou de alterações dos sinais clínicos que possam resultar da terapêutica medicamentosa.
- Deve incluir todos os medicamentos prescritos atualmente e recentemente, reacções adversas anteriores a medicamentos, incluindo medicamentos à base de plantas ou alternativos, e a adesão à terapêutica para um melhor plano de cuidados.
- Um historial completo da medicação
    - Identifica as necessidades dos doentes
    - Explora a perspetiva do doente sobre a doença e o seu tratamento (necessidades e preocupações)

Objectivos

O objetivo da entrevista sobre a história da medicação é obter informações sobre aspectos da utilização de medicamentos que possam ajudar nos cuidados gerais do doente. As informações recolhidas podem ser utilizadas para:

- Comparar os perfis de medicação com o registo de administração de medicação e investigar as discrepâncias.

- Educar o cliente para trazer os medicamentos de casa em cada consulta
- Educar o cliente para ter uma lista dos medicamentos actuais (com e sem receita médica)
- Incentivar os membros da família/prestadores de cuidados a envolverem-se
- Incentivar uma farmácia

CONCEITO BÁSICO DE FARMACOVIGILÂNCIA

A farmacovigilância (FV) é definida como a ciência e as actividades relacionadas com a deteção, avaliação, compreensão e prevenção de efeitos adversos ou de qualquer outro problema relacionado com medicamentos.

Objectivos da farmacovigilância

Acontecimentos como a tragédia da talidomida põem em evidência a extrema importância de sistemas eficazes de monitorização de todos os medicamentos.
Os principais objectivos dos programas de farmacovigilância são:

- melhorar os cuidados e a segurança dos doentes no que respeita à utilização de medicamentos e a todas as intervenções médicas e paramédicas;
- melhorar a saúde e a segurança públicas no que respeita à utilização de medicamentos;
- contribuir para a avaliação dos benefícios, danos, eficácia e riscos dos medicamentos, incentivando a sua utilização segura, racional e mais eficaz (incluindo a relação custo-eficácia);
- promover a compreensão, a educação e a formação clínica em matéria de farmacovigilância e a sua comunicação efectiva aos profissionais de saúde e ao público.

Terminologia
Reação adversa a medicamentos (RAM)

Uma reação involuntária a um medicamento tomado em doses normalmente utilizadas no homem

Evento Adverso (EA)

Uma experiência negativa vivida por um indivíduo no decurso de um ensaio clínico, que pode ou não estar associada a um medicamento

Evento Adverso Grave (SAE)

Qualquer acontecimento adverso que seja fatal, que ponha em risco a vida, que seja permanentemente incapacitante ou que resulte em hospitalização

Processo de farmacovigilância

Detetar e notificar uma RAM: O formulário de RAM é preenchido com o doente e a reação
pormenores, que constituem posteriormente a base para a introdução de dados

1. Comunicação espontânea
2. Relatórios obrigatórios

Comunicação espontânea

- Forma mais comum de notificação de RAM
- Os profissionais de saúde identificam e comunicam qualquer suspeita de reação adversa a medicamentos aos respectivos centros nacionais de farmacovigilância ou aos fabricantes

Comunicação obrigatória

- Os fabricantes são obrigados a apresentar à autoridade nacional os relatórios que recebem dos prestadores de cuidados de saúde, sob a forma de um PSUR (Relatório Periódico de Atualização de Segurança)
- Um documento regulamentar preparado pelo Titular da Autorização de Introdução no Mercado e apresentado à Agência
- Experiência mundial em segurança pós-autorização
- Inclui informações sobre todas as RAM recolhidas, independentemente do país de notificação
- Inclui a avaliação científica da relação risco-benefício

》Recolha e captura de dados

》Armazenamento e manutenção de dados

》Seleção, recuperação e manipulação de dados

》Deteção de sinal

- Sinal: Informação de segurança nova e previamente desconhecida. (Definição da OMS) - Informação relatada sobre uma possível associação causal entre um Evento Adverso e um medicamento, sendo a relação pouco clara ou incompletamente documentada anteriormente.

Acções regulamentares com base em relatórios ADR:

》Resumo das caraterísticas do produto (SPC)

- Base de informação para os profissionais de saúde sobre como utilizar o medicamento de forma segura e eficaz

》Folhetos de Informação ao Paciente (PIL)

- Elaborado em conformidade com o CCP

》Mudanças na classificação:

- De medicamentos de venda livre a medicamentos sujeitos a receita médica
- De receita renovável a não renovável
- Prescrição médica especial

- Prescrição restrita

》 Retirada da autorização de marketing

》 Recuperação de lotes com base na agregação de ADRS

OMS E UMC

O Centro de Monitorização de Uppsala (UMC) é um nome de campo do Centro colaborador da OMS para a Monitorização Internacional de Medicamentos. É responsável pela gestão do programa da OMS para a Monitorização Internacional de Medicamentos.

As funções do programa da OMS para a monitorização internacional de medicamentos incluem:

- Identificação e análise de novos sinais de reacções adversas a partir das informações de notificação de casos submetidas aos Centros Nacionais e destes para a base de dados
- Intercâmbio de informações entre a OMS e os Centros Nacionais, principalmente através do "Vigimed", um sistema de intercâmbio de informações por correio eletrónico
- Publicação de boletins informativos periódicos, diretrizes e livros no domínio da farmacovigilância e da gestão dos riscos
- Fornecimento de ferramentas para a gestão de informações clínicas, incluindo relatórios de casos de reacções adversas a medicamentos
    - Dicionário de medicamentos da OMS
    - Terminologia de reacções adversas da OMS
- Prestação de apoio em matéria de formação e de consultoria aos centros nacionais e aos países que criam sistemas de farmacovigilância
- Software informático para a gestão de relatórios de casos concebido para se adaptar às necessidades dos Centros Nacionais (Vigiflow)
- Reuniões anuais para representantes dos Centros Nacionais nas quais são discutidas questões científicas e organizacionais
- Investigação metodológica para o desenvolvimento da farmacovigilância como ciência

Funções da UMC

- Coordenar o programa da OMS para a monitorização internacional de medicamentos e os seus mais de oitenta países membros
- Recolher, avaliar e comunicar informações dos países membros sobre os benefícios, os danos e os riscos dos medicamentos e outras substâncias utilizadas na medicina para melhorar a terapia dos doentes e a saúde pública a nível mundial
- Colaborar com os países membros no desenvolvimento e na prática da ciência da farmacovigilância

Cronograma de notificação de um ADR

- Por patrocinador à autoridade de licenciamento 14 dias de calendário
- Inquérito ao patrocinador no prazo de 24 horas
- Investigação ao Comité de Ética no prazo de 7 dias úteis

Programa de Farmacovigilância da Índia (PvPI)
Objetivo

Garantir que os benefícios da utilização de medicamentos superam os riscos e, assim, salvaguardar a saúde da população indiana.

Objetivo

- Monitorizar as reacções adversas a medicamentos (RAM) na população indiana
- Sensibilizar os profissionais de saúde para a importância da notificação de RAM na Índia
- Monitorizar o perfil benefício-risco dos medicamentos
- Elaborar recomendações independentes e baseadas em provas sobre a segurança dos medicamentos
- Apoiar o CDSCO na formulação de decisões regulamentares relacionadas com a segurança dos medicamentos
- Comunicar os resultados a todos os principais interessados
- Criar um centro nacional de excelência em conformidade com as normas mundiais de controlo da segurança dos medicamentos

HEMOVIGILÂNCIA

Definição de hemovigilância:

É necessário identificar e prevenir a ocorrência ou recorrência de acontecimentos indesejáveis relacionados com a transfusão, para aumentar a segurança, a eficácia e a eficiência da transfusão de sangue, abrangendo todas as actividades da cadeia de transfusão, desde o dador até ao recetor. Um conjunto de procedimentos de vigilância de acontecimentos/efeitos indesejáveis ao longo de toda a cadeia transfusional

- Recolha sistemática de dados
- Análises regulares dos dados
- Interpretação dos resultados
- Divulgação dos resultados

OMS

A hemovigilância é o conjunto de procedimentos de vigilância que abrange toda a cadeia de transfusão de sangue, desde a dádiva e processamento do sangue e dos seus componentes, até ao seu fornecimento e transfusão aos doentes, incluindo o seu acompanhamento. Inclui a monitorização, notificação, investigação e análise de acontecimentos adversos relacionados com a dádiva, processamento e transfusão de sangue, e a tomada de medidas para prevenir a sua ocorrência ou recorrência. Os sistemas de notificação desempenham um papel fundamental na melhoria da segurança dos doentes, aprendendo com os insucessos e implementando alterações no sistema para os evitar no futuro.

O sistema de hemovigilância deve envolver todos os intervenientes relevantes e deve ser coordenado entre o serviço de transfusão de sangue, o pessoal clínico hospitalar e os laboratórios de transfusão, os comités de transfusão hospitalar, a agência reguladora nacional e as autoridades nacionais de saúde. As modificações resultantes nas políticas, normas e diretrizes de transfusão, bem como as melhorias nos processos dos serviços de sangue e nas práticas de transfusão nos hospitais, conduzem a uma maior segurança dos doentes.

A hemovigilância é um processo contínuo de recolha e análise de dados sobre reacções adversas relacionadas com a transfusão, a fim de investigar as suas causas e resultados e prevenir a sua ocorrência ou recorrência. A Comissão da Farmacopeia Indiana, em colaboração com o Instituto Nacional de Produtos Biológicos, lançou um Programa de Hemovigilância da Índia (HvPI) em todo o país no âmbito do seu Programa de Farmacovigilância da Índia (PvPI) com os seguintes Termos de Referência:

- Acompanhar as reacções adversas/eventos e a incidência associados à transfusão de sangue e à administração de produtos sanguíneos (hemovigilância).
- Ajudar a identificar tendências, recomendar as melhores práticas e intervenções necessárias para melhorar os cuidados e a segurança dos doentes, reduzindo simultaneamente o custo global do sistema de saúde.

Objectivos

- Prevenir a ocorrência ou recorrência desses acontecimentos/efeitos indesejáveis
- Estabelecer prioridades de intervenção
- Avaliar as medidas preventivas

Âmbito da hemovigilância nacional

Produtos

- Componentes do sangue (principalmente)
- Derivados do plasma (em alguns países)

Donativos

- Segurança dos dadores - Efeitos indesejáveis das dádivas nos dadores
- Segurança do sangue - Vigilância dos marcadores de identificação nos dadores, Vigilância dos factores de exclusão dos dadores

Vigilância do processo de transfusão

- Erros no centro de sangue
- Erros no hospital

- Rastreabilidade

Beneficiários

- identificação de infecções transmitidas por transfusão
    - Actividades de rastreio e de análise retrospetiva
    - Correspondência entre a base de dados de destinatários e as bases de dados de doenças de declaração obrigatória
- Vigilância de acontecimentos transfusionais adversos
    - Apenas graves, Todas as reacções
- Identificação dos efeitos a longo prazo da transfusão
    - Bases de dados de correspondência - Beneficiário com registo de óbitos, Beneficiário com registo de tumores, Beneficiário com base de dados de alta hospitalar

Utilização do sangue

- Padrões de utilização de componentes sanguíneos
    - Tipo de componentes
    - Diagnóstico dos destinatários
    - Procedimentos efectuados nos destinatários
- Adequação da utilização?

O programa de hemovigilância foi lançado em 10 de dezembro de 2012 em 90 faculdades de medicina já inscritas no PvPI como parte integrante do programa de farmacovigilância da Índia. O NIB é o centro coordenador do HVPI para recolher e analisar dados relativos a reacções adversas/eventos associados à transfusão de sangue e à administração de produtos sanguíneos.

A hemovigilância é uma componente essencial da gestão da qualidade num sistema de sangue e é necessária para a melhoria contínua da qualidade e segurança dos produtos sanguíneos e do processo de transfusão através da monitorização e salvaguarda dos acontecimentos adversos associados à utilização de produtos sanguíneos.

MATERIOVIGILÂNCIA

Materiovigilância é a monitorização atenta de qualquer desempenho indesejável ou de flutuações caraterísticas de um dispositivo médico, através de um sistema capaz de identificar, recolher e comunicar, com estimativa, ocorrências indesejáveis e de reagir às mesmas através de acções corretivas de segurança no terreno ou da retirada do dispositivo durante a fase de pós-comercialização de um dispositivo médico.

Objetivo:

Proteger a saúde e a segurança dos doentes, utilizadores e outros, reduzindo a recorrência de um incidente adverso.

O objetivo da Materiovigilância é estudar e acompanhar os incidentes que podem resultar da utilização de dispositivos médicos.

Permite retirar do mercado os dispositivos perigosos e eliminar os defeitos dos dispositivos médicos, com o objetivo de melhorar constantemente a qualidade dos dispositivos e proporcionar maior segurança aos doentes e utilizadores.

Dispositivos médicos

Por dispositivo médico entende-se qualquer instrumento, equipamento, material ou outro artigo utilizado isoladamente ou em conjunto, incluindo o software necessário para o seu correto funcionamento, que seja destinado pelo fabricante a ser utilizado em seres humanos para os seguintes fins

- para diagnóstico, prevenção, controlo, tratamento ou redução de uma doença
- para diagnóstico, controlo, tratamento, diminuição ou compensação de uma lesão ou deficiência,
- para estudo, substituição ou modificação de uma parte da anatomia ou de um processo fisiológico
- para dominar a conceção e cuja principal ação prevista no corpo humano ou sobre ele não é obtida por meios farmacológicos, imunológicos ou pelo metabolismo, mas cuja função pode ser assistida dessa forma.

Os dispositivos médicos são abrangidos pela lista R1.

MvPI:

O Centro Nacional de Coordenação - MvPI para monitorizar a segurança dos dispositivos médicos no país foi formalmente lançado em 6 de julho de 2015 na Comissão da Farmacopeia Indiana (IPC), Ghaziabad, pelo Controlador Geral de Medicamentos (Índia). O programa também visa sensibilizar os profissionais de saúde e outros para a importância da comunicação de eventos adversos relacionados com dispositivos médicos (MDAE) e monitorizar o perfil de risco-benefício dos dispositivos médicos. O MvPI gera com autoridade recomendações independentes e baseadas em provas sobre a segurança dos dispositivos médicos e comunica os resultados a todas as principais partes interessadas.

Objetivo do Programa de Materiovigilância da Índia:

Melhorar a proteção da saúde e da segurança dos doentes, dos profissionais de saúde e de outros, reduzindo a probabilidade de recorrência de um acontecimento adverso associado à utilização de Dispositivos Médicos.

Qual é o âmbito do Programa de Materiovigilância da Índia?

- O MvPI surgiu para criar um sistema nacional de monitorização da segurança dos doentes.
- Analisar a relação benefício-risco dos dispositivos médicos, gerar informações baseadas em provas sobre a segurança dos dispositivos médicos, apoiar a Central Drugs Standards Control Organization (CDSCO) no processo de tomada de decisões sobre a utilização de dispositivos médicos.

- Comunicar as informações de segurança sobre a utilização de dispositivos médicos a várias partes interessadas para minimizar o risco, emergir como um centro nacional de excelência para actividades de Materiovigilância.
- Colaborar com outras organizações de cuidados de saúde para o intercâmbio de informações e a gestão de dados.

O que comunicar

- Qualquer disfunção ou qualquer alteração das caraterísticas e/ou do desempenho de um dispositivo, qualquer inadequação da rotulagem ou das instruções, que possa provocar a morte ou uma recaída grave no estado de saúde de um doente, de um utilizador ou de terceiros.
- Qualquer razão técnica ou médica relacionada com as caraterísticas ou o desempenho de um dispositivo.
- Não apenas os incidentes graves, mas também os casos em que existia o risco de um incidente grave, mas esse incidente foi evitado graças à atenção e à ação das pessoas competentes.

AEFI (Eventos adversos após a imunização)

Embora todas as vacinas utilizadas nos PNI sejam seguras e eficazes se utilizadas corretamente, nenhuma vacina está completamente isenta de riscos e, ocasionalmente, podem ocorrer acontecimentos adversos após uma imunização. Um acontecimento adverso após a imunização (AEFI) é qualquer ocorrência médica indesejável que se segue à imunização e que não tem necessariamente uma relação causal com a utilização da vacina. O acontecimento adverso pode ser qualquer sinal desfavorável ou não intencional, resultado laboratorial anormal, sintoma ou doença.

Vigilância dos EAAV:

Monitorização, deteção e resposta a acontecimentos adversos após a imunização
(EAPV); Implementação de medidas adequadas e imediatas para corrigir quaisquer práticas inseguras detectadas através do sistema de vigilância dos EAPV, a fim de diminuir o impacto negativo na saúde dos indivíduos e na reputação do programa de imunização.

Os AEFI estão agrupados em cinco categorias.

1. Reacções relacionadas com os produtos da vacina

Um EAPV que é causado ou precipitado por uma vacina devido a uma ou mais das propriedades inerentes ao produto vacinal. Exemplo: Inchaço extenso dos membros após a vacinação com DTP.

2. Reação relacionada com defeitos de qualidade da vacina

Um EAPV causado ou precipitado por uma vacina que se deve a um ou mais defeitos de qualidade do produto vacinal, incluindo o seu dispositivo de administração, tal como fornecido pelo fabricante. Exemplo: A incapacidade do fabricante de inativar completamente um lote de vacina inactivada contra a poliomielite conduz a casos de poliomielite paralítica.

3. Reação relacionada com erro de imunização

Um EAPV que é causado pelo manuseamento, prescrição ou administração inadequados da vacina e que, portanto, pela sua natureza, é evitável. Exemplo: Transmissão de infeção através de um frasco multidose contaminado.

4. Reação relacionada com a ansiedade da imunização

Um EAPV resultante da ansiedade em relação à imunização. Exemplo: Síncope vasovagal num adolescente durante/após a vacinação.

5. Acontecimento coincidente

Um EAPV que é causado por algo diferente do produto da vacina, erro de imunização ou ansiedade de imunização. Exemplo: Ocorre uma febre na altura da vacinação (associação temporal), mas na realidade é causada por malária. Os eventos coincidentes reflectem a ocorrência natural de problemas de saúde na comunidade, sendo os problemas comuns frequentemente notificados.

Acontecimento grave

Um EAPV será considerado grave se

- resulta em morte,
- é um risco de vida,
- requer hospitalização ou prolongamento da hospitalização existente,
- resultar numa deficiência/incapacidade persistente ou significativa
- é uma anomalia congénita/defeito de nascença, ou
- requer uma intervenção para evitar uma deficiência ou dano permanente.

Acontecimento grave

O termo "grave" é utilizado para descrever a intensidade de um acontecimento específico (como em "ligeiro", "moderado" ou "grave"); o acontecimento em si pode, no entanto, ter um significado médico relativamente menor (por exemplo, . A febre é um acontecimento médico comum relativamente menor, mas, de acordo com a sua gravidade, pode ser classificada como febre ligeira ou febre moderada).

As reacções às vacinas podem ser classificadas em dois grupos:

Reacções ligeiras	Reacções graves
Ocorre normalmente algumas horas após a injeção	Geralmente não resultam em problemas a longo prazo.
Resolver após um curto período de tempo e colocar pouco perigo	Pode ser incapacitante.

Local (inclui dor, inchaço ou vermelhidão em o local da injeção).	Raramente representam um risco de vida.
Sistémica (inclui febre, mal-estar, dores musculares, etc.) dor, dor de cabeça ou perda de apetite).	Incluir convulsões e reacções alérgicas causada pela reação do organismo a um determinado componente principal de uma vacina

ACONSELHAMENTO DE MEDICAÇÃO AOS DOENTES

Definição

O aconselhamento do doente é definido como a prestação de informações sobre a medicação, oralmente ou por escrito
formulário destinado aos pacientes ou aos seus representantes sobre as instruções de utilização, conselhos sobre efeitos secundários, precauções, armazenamento, dieta e modificações do estilo de vida.

Objectivos do aconselhamento aos doentes

- O doente deve reconhecer a importância da medicação para o seu bem-estar.
- Deve ser estabelecida uma relação de trabalho e uma base para uma interação e consulta contínuas.
- A compreensão dos doentes sobre as estratégias para lidar com os efeitos secundários da medicação e as interações medicamentosas deve ser melhorada.
- Deverá garantir uma melhor adesão dos doentes.
- O doente torna-se um participante informado, eficiente e ativo no tratamento da doença e na gestão dos seus próprios cuidados.
- O farmacêutico deve ser visto como um profissional que oferece cuidados farmacêuticos.
- Devem ser evitadas as interações medicamentosas e as reacções adversas aos medicamentos.

O aconselhamento do doente é composto por três fases:

1. Introdução

- Rever o registo do doente
- Apresentar-se
- Explicar o objetivo do
- Obter informações relacionadas com os medicamentos, tais como alergias, utilização de plantas medicinais, etc.
- Avaliar a compreensão do doente sobre os motivos da terapia.
- Avaliar quaisquer preocupações ou problemas reais e/ou potenciais de importância para o paciente.

2. Questões relacionadas com o modo de atuação

- Utilizar uma linguagem que o doente compreenda
- Utilizar meios de aconselhamento adequados
- Apresentar factos e conceitos em palavras simples e numa ordem lógica
- Utilizar perguntas abertas.

3. Conclusão

- Verificar a compreensão do paciente através de feedback
- Resumir, realçando os pontos-chave
- Dar ao doente a oportunidade de expor as suas preocupações.
- Ajudar o doente a fazer um acompanhamento simples

Quem e quando aconselhar?

A quantidade e o tipo de informações fornecidas ao doente variam consoante as necessidades do doente e o contexto da prática.

- Doentes que recebem mais do que um determinado número de medicamentos
- Doentes com problemas visuais, auditivos ou de literacia.
- Pacientes pediátricos
- Doentes que tomam anticoagulantes

Os farmacêuticos devem aconselhar todas as novas receitas, incluindo as receitas transferidas.

Funções do aconselhamento de doentes

O aconselhamento eficaz dos doentes tem por objetivo produzir os seguintes resultados

- Melhor compreensão dos doentes sobre a sua doença e o papel da medicação no seu tratamento.
- Melhoria da adesão à medicação.
- Tratamento medicamentoso mais eficaz.
- Redução da incidência de efeitos adversos e de custos de saúde desnecessários.
- Melhoria da qualidade de vida do paciente.
- Melhores estratégias para lidar com os efeitos adversos relacionados com a medicação.
- Melhoria da relação profissional entre o doente e o farmacêutico

Doentes que devem ser sempre aconselhados

- Doentes confusos e respectivos prestadores de cuidados
- Doentes com deficiências visuais ou auditivas
- Doentes com fraca literacia
- Doentes cujo perfil revela uma alteração dos medicamentos ou da dosagem,
- Novos doentes ou doentes que recebem um medicamento pela primeira vez (receita de transferência).
- Crianças e pais que recebem medicação '

- Pacientes que recebem medicamentos com requisitos especiais de armazenamento, instruções complicadas,

Doentes que devem ser aconselhados em determinados intervalos
- Doentes asmáticos.
- Doentes diabéticos
- Doentes que tomam 4 ou mais medicamentos prescritos
- Doentes mentais
- Doentes com epilepsia.
- Doentes com problemas de pele
- Doentes que consomem drogas incorretamente
- Doentes em fase terminal

Área de aconselhamento

O paciente deve ser aconselhado numa área semi-privada ou privada, longe de outros
pessoas e distracções, dependendo da(s) medicação(ões). O doente deve considerar a área de aconselhamento como confidencial, segura e propícia à aprendizagem. Isto ajuda a garantir que ambas as partes estão concentradas na discussão e minimiza as interrupções e distracções.

Competências de comunicação para um aconselhamento eficaz:

O processo de aconselhamento utiliza competências de comunicação verbais e não verbais.

As competências de comunicação verbal são:
- Idioma, Tom , Volume, Velocidade

As competências de comunicação não-verbal são:
- Proximidade, expressão facial

Etapas do aconselhamento ao doente:

O aconselhamento é um processo de comunicação bidirecional e uma interação entre o paciente
e o farmacêutico é essencial para que o aconselhamento seja eficaz

1. Preparar a sessão.
2. Abertura da sessão.
3. Encerramento da sessão

Conteúdo de aconselhamento

O conteúdo do aconselhamento é considerado o cerne da sessão de aconselhamento. Durante esta fase, o farmacêutico explica ao doente os seus medicamentos e o seu regime de tratamento, podendo também ser discutidas alterações do estilo de vida, como a dieta ou o exercício físico. Os tópicos normalmente abordados incluem:

- Nome e dosagem do medicamento.
- Razão pela qual foi prescrito ou como funciona
- Como tomar o medicamento .
- Duração prevista do tratamento.
- Benefícios esperados do tratamento.
- Possíveis efeitos adversos.
- Possível interação medicamentosa ou alimentar.
- Conselhos para uma armazenagem correta.
- Duração mínima necessária para demonstrar o benefício terapêutico.
- O que fazer se uma dose for esquecida.
- Requisitos especiais de controlo, por exemplo, análises ao sangue.
- Disposições para a obtenção de mais fornecimentos.

AVALIAÇÃO DA UTILIZAÇÃO DE MEDICAMENTOS

A avaliação da utilização de medicamentos é definida como a comercialização, distribuição, prescrição e utilização de medicamentos na sociedade, com especial ênfase nas consequências médicas, sociais e económicas daí resultantes. A avaliação da utilização de medicamentos é um processo contínuo, autorizado e sistemático de melhoria da qualidade, que tem por objetivo:

- Rever os padrões de utilização e/ou prescrição de medicamentos
- Fornecer feedback dos resultados aos clínicos e a outros grupos relevantes
- Desenvolver critérios e normas
- Promover o consumo adequado de drogas

Objetivo:

- Melhorar a qualidade de vida relacionada com a saúde e o tratamento médico
- Melhorar a coordenação dos cuidados de saúde
- Reduzir os custos dos cuidados de saúde
- Diminuir o n. De internamento hospitalar

Objetivo

- Descrição do padrão de consumo de drogas
- Sinais precoces de consumo irracional de drogas
- Intervenções para melhorar o consumo de drogas - acompanhamento e avaliação do impacto
- Controlo da qualidade do consumo de drogas

Tipos de DUE

1. Fármaco em foco:

É testada a avaliação da utilização de um único medicamento (por exemplo, ceftriaxona) ou de uma classe de medicamentos (por exemplo, cefalosporina).

2. Indicação focada:

A avaliação do medicamento ou dos medicamentos utilizados para uma indicação específica é examinada quanto à sua utilização.

3. Quantitativo:

Inclui a recolha, organização e estimativa do consumo de drogas em números no padrão de aquisição, prescrição, dispensa, consumo e distribuição de medicamentos.

4. Qualitativa:

Este tipo de DUE ajuda a avaliar a qualidade da terapia medicamentosa e os seus resultados, comparando a prática com critérios e normas pré-determinados

Comité DUE

- O Comité DUE deve ser composto por médicos, farmacêuticos e outros profissionais de saúde relevantes.
- O comité deve incluir profissionais com interesse em melhorar a terapêutica medicamentosa no hospital e ter acesso imediato a especialistas em medicina, cirurgia e grandes especialistas hospitalares.
- Os farmacêuticos desempenham geralmente um papel importante na prestação de DUE e é habitual que o comité inclua uma representação do departamento de farmácia

Papel do farmacêutico na DUE

- Planear, organizar e implementar um programa DUE.
- Programa, desenvolvimento, supervisão e coordenação.
- Formação do pessoal hospitalar sobre DUE em termos conceptuais e práticos.
- Promoção das metas e objectivos da DUE,
- Desenvolvimento ou revisão de critérios de auditoria, diretrizes, protocolos de estudo e materiais educativos.
- Desenvolvimento da recolha de dados, análise e redação de relatórios,
- Documentação dos resultados, da eficácia e dos benefícios em termos de custos do programa
- Participação em comités hospitalares relacionados com a garantia de qualidade em geral e com a utilização de medicamentos.
- Apresentação dos resultados do DUE em reuniões e conferências.
- Publicação dos resultados em revistas especializadas

Funções do Comité DUE

- O comité deve elaborar e aprovar as políticas e os procedimentos.
- Estabelecer e manter meios de comunicação adequados com a administração do hospital e outros comités relevantes do hospital

- O pessoal médico e outro pessoal hospitalar devem compreender que o programa DUE é uma atividade de melhoria contínua da qualidade concebida para garantir uma utilização segura e eficaz dos medicamentos.
- O comité deve preparar um calendário que inclua uma reunião anual e a seleção e aprovação de critérios, a avaliação de dados, a conceção de intervenções e a revisão do programa.
- Revisão dos dados gerados pelo estudo.
- Inicialmente, podem ser necessárias reuniões mensais para discutir problemas de arranque e fazer correcções no programa.
- O comité deve assegurar o cumprimento de boas diretrizes de investigação clínica, tais como a manutenção da confidencialidade dos dados de todos os doentes.

Estabelecimento do programa DUE e do ciclo DUE

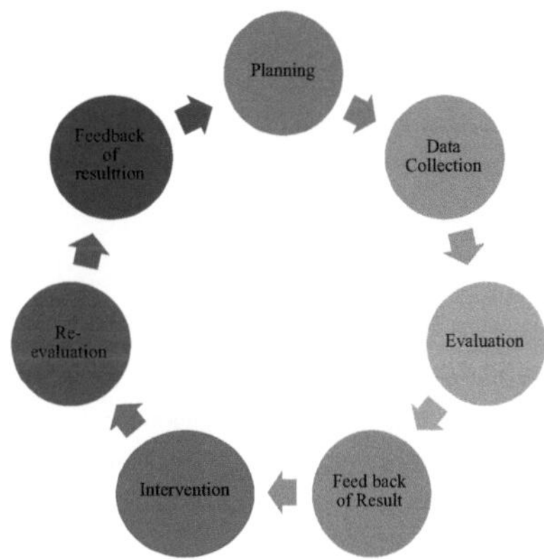

O ciclo DUE deve incluir as seguintes sete actividades ou fases principais
1. Planeamento (etapas 1-4)
2. Recolha de dados (etapa 5)
3. Avaliação (etapa 6)
4. Feedback dos resultados (passo 7)
5. Intervenções (etapa 8)
6. Reavaliação (etapas 9-10)
7. Feedback dos resultados (etapa 11)

Etapas envolvidas na realização de uma avaliação do consumo de drogas
Passo 1: Identificar medicamentos ou áreas terapêuticas de prática para possível inclusão no programa
Etapa 2: Conceção do estudo

Etapa 3: Definir critérios e normas
etapa 4: Conceber o formulário de recolha de dados
Etapa 5: Recolha de dados
etapa 6: Avaliar os resultados
Etapa 7: Fornecer feedback dos resultados
Etapa 8: Desenvolver e implementar intervenções
Passo 9: Reavaliar para determinar se o consumo de drogas melhorou
passo 10: Reavaliar e rever o programa DUE
etapa 11: Resultados do feedback

Etapa l: identificar medicamentos ou áreas terapêuticas de prática para possível inclusão no programa Os alvos comuns para DUE incluem:

- Medicamentos de prescrição comum
- Medicamentos associados a interações medicamentosas potencialmente significativas
- Medicamentos caros
- Novos medicamentos
- Medicamentos com índice terapêutico estreito
- Medicamentos que causam frequentemente RAM graves
- Medicamentos utilizados em doentes de alto risco

Etapa 2: Conceção do estudo
Métodos de investigação:

a) Método de investigação observacional: o mais utilizado.
b) Métodos experimentais: Por exemplo, ensaios aleatórios controlados.
c) Estudos transversais: O consumo de drogas é examinado num único ponto no tempo, são úteis para a identificação de problemas.

Com base na conceção do estudo, os estudos DUE também podem ser classificados como prospectivos,
concomitante, retrospetiva, dependendo do momento da recolha de dados.

DUR prospetivo

- Avaliação da terapia de um paciente antes da dispensa de medicamentos
- Os farmacêuticos efectuam rotineiramente revisões prospectivas na sua prática diária
    - avaliação da dose e das direcções
    - análise de possíveis interações medicamentosas ou duplicação da terapia.

DUR simultânea

- Monitorização contínua da terapêutica medicamentosa durante o curso do tratamento
- Alguns referem-se a isto como gestão de casos.

- Esta iniciativa dá aos farmacêuticos a oportunidade de alertar os prescritores para potenciais problemas e de intervir.
- Este tipo de revisão permite alterar a terapêutica de um doente, se necessário

Retrospetiva DUR
- O mais simples de realizar
- A terapia medicamentosa é revista depois de o doente ter recebido a medicação.
- pode detetar padrões na prescrição, distribuição ou administração de medicamentos para evitar a recorrência de uso inadequado ou abuso e serve como meio para desenvolver normas e intervenções prospectivas.
- Na DUR retrospetiva, as fichas clínicas ou os registos informatizados dos doentes são analisados individualmente e dentro de grupos de doentes, como a diabetes,
  asma, ou tensão arterial elevada.

Etapa 3: Definir critérios e normas

Depois de selecionado o objetivo DUE, é importante realizar uma revisão da literatura.

Etapa 4: Conceber o formulário de recolha de dados

É importante limitar a recolha de dados apenas aos aspectos mais importantes e relevantes do consumo de droga e aos factores que os podem influenciar. Alguns aspectos do consumo de droga que são normalmente inquiridos durante o DUE são
- Dados demográficos dos doentes
- Dados do prescritor
- Gravidade da doença
- Indicações para a utilização do medicamento
- Contra-indicações de medicamentos e doenças
- Efeitos secundários ou adversos
- Informação sobre a dosagem
- Duração do tratamento medicamentoso
- Interações medicamento-fármaco e medicamento-alimento
- Monitorização da terapêutica medicamentosa
- Custo da terapia

Fontes de dados para DUEs IN hospitais
- Dados clínicos
- Fichas de tratamento dos doentes
- Registos de admissão de doentes
- Auditorias departamentais
- Dados demográficos
- Dados administrativos

Etapa 5: Recolha de dados

Os colectores de dados devem ser escolhidos cuidadosamente e devem estar familiarizados com a forma como a informação é organizada nas notas de caso do doente. Também é importante conhecer os nomes dos medicamentos, a dosagem e a forma como as ordens são redigidas. Dependendo da sua disponibilidade, os médicos, os farmacêuticos e os enfermeiros são os colectores de dados ideais.

Etapa 6: Avaliar os resultados

Os dados obtidos devem ser recolhidos utilizando os recursos disponíveis, tais como folhas de cálculo, bases de dados e processamento de texto. O passo seguinte consiste em resumir as principais categorias de resultados e identificar exatamente onde os dados mostram desvios que devem ser avaliados.

Etapa 7: Dar feedback dos resultados

A apresentação de qualquer relatório é também muito importante. O relatório deve ser um documento bem apresentado e bem fundamentado, sem erros gramaticais ou tipográficos. Os resultados também podem ser divulgados ao pessoal do hospital através de boletins informativos. reuniões da DUE ou reuniões académicas do hospital.

Etapa 8: Desenvolver e implementar intervenções

Se foi identificado um problema de consumo de drogas, o próximo passo é considerar como o problema pode ser
ser abordadas. As intervenções para melhorar a utilização de medicamentos podem consistir em reuniões educativas, pormenores académicos, circulação de protocolos, feedback de resultados de estudos, cartas a médicos individuais, boletins informativos e outros materiais informativos, como cartazes e orientações. As intervenções operacionais incluem o desenvolvimento ou a modificação de outros formulários de medicamentos, lembretes manuais ou informatizados, restrições de prescrição, adições ou exclusões de formulários, ordens automáticas de interrupção ou reafectação de pessoal.

Etapa 9: Reavaliar para determinar se o consumo de drogas melhorou

A reavaliação é efectuada 3-12 meses após a introdução da intervenção e deve implicam a recolha dos mesmos dados que na avaliação DUE original.

Passo 10: Voltar a aceder e rever o programa DUE

No final de um ciclo de avaliação, o Comité DUR deve efetuar uma avaliação do programa DUR e, se necessário, fazer alterações políticas e processuais para refletir as práticas actuais ou para facilitar as alterações desejadas. Outras considerações ao avaliar o programa são:

- Foram selecionados medicamentos adequados para inclusão?
- O programa abordou aspectos importantes dos cuidados?
- Os critérios foram desenvolvidos de acordo com a política do hospital?

- Foram identificados problemas?
- As intervenções foram adequadas?
- Os problemas de consumo de drogas foram resolvidos/melhorou a terapia medicamentosa?
- A DUR teve impacto na incidência de reacções adversas a medicamentos, interações medicamentosas ou erros de administração de medicamentos (se já existir um sistema para os monitorizar)?
- Os resultados foram divulgados de acordo com a política?
- O programa DUR teve um impacto financeiro no hospital?

Etapa 11: Feedback dos resultados
- É importante divulgar os resultados do DUE aos clínicos e a outro pessoal hospitalar envolvido.
- Este é também um momento adequado para obter as suas opiniões sobre o sucesso ou não das intervenções e sobre como estas podem ser melhoradas.

DOCUMENTAÇÃO DOS SERVIÇOS DE FARMÁCIA CLÍNICA

A documentação das actividades é um elemento essencial da prestação de serviços de farmácia clínica. Envolve um processo normalizado de registo de informações específicas dos doentes, intervenções ou incidentes clínicos, acções profissionais, bem como estatísticas do volume de trabalho, actividades de melhoria da qualidade e KPI (indicadores-chave de desempenho). Estas informações podem ser recolhidas e registadas manualmente ou através de um sistema eletrónico de gestão da medicação.

Objectivos
- A principal razão para documentar as actividades clínicas é melhorar a qualidade dos cuidados prestados a cada doente.
- A documentação das actividades clínicas no registo de saúde permanente do doente é uma forma de comunicar com outros profissionais de saúde para apoiar a continuidade dos cuidados prestados ao doente.
- A documentação demonstra a responsabilidade do farmacêutico e a prova do impacto dos serviços do farmacêutico.
- A documentação contínua e periódica das estatísticas relativas ao volume de trabalho e dos principais indicadores de desempenho visa avaliar a eficiência e a qualidade da prestação de serviços farmacêuticos e pode contribuir para o planeamento estratégico.

As actividades clínicas documentadas incluem:
- Informações constantes do registo de saúde permanente do doente, ou seja, NIMC (National inpatient medication chart), MMP (Medication management

plan), registo de saúde ou formulário específico da organização que é arquivado no registo de saúde do doente

- Informação específica sobre o doente como parte de um registo departamental, por exemplo, o doente preenche os critérios de financiamento para a medicina.
- A documentação das intervenções e dos incidentes clínicos, das estatísticas do volume de trabalho e dos indicadores-chave de desempenho deve ser efectuada em conformidade com a política local e os acordos de serviço.
- Outras actividades clínicas devem ser registadas quando a informação for útil para determinar a eficiência e a qualidade do serviço clínico e para ajudar no planeamento estratégico.

Política e procedimento

A forma como a informação é documentada dependerá da política local e será influenciada pela natureza da informação e pelo seu destinatário. Isto aplica-se a todas as formas de documentação, manual e eletrónica. Podem ser documentadas informações específicas do doente:

- No NIMC e nas fichas de medicação associadas
- No MMP ou equivalente
- Diretamente no registo de saúde do doente.

Ordem de administração de medicamentos em regime de internamento

- O NIMC destina-se a garantir as melhores práticas e a ajudar a melhorar as etapas do ciclo de gestão da medicação através de uma prescrição, dispensa e administração de medicamentos mais seguras e da minimização do risco de acontecimentos adversos relacionados com a medicação.
- Os farmacêuticos devem estar familiarizados com o Guia do Utilizador do NIMC.
- As anotações efectuadas pelo farmacêutico devem ser facilmente identificadas como sendo distintas das do prescritor.
- A política da organização pode permitir a utilização de tinta de cor, que deve ser facilmente visível quando os mapas são fotocopiados, enviados por fax ou digitalizados.
- Se for feita uma anotação, a assinatura, a designação e os dados de contacto do farmacêutico devem ser claramente identificáveis nessa página.
- Verificar se as reacções adversas a medicamentos (RAM) foram anotadas de forma adequada na ficha.
- Assegurar que o autocolante da RAM também se encontra na ficha se as RAM estiverem listadas. Se o doente não tiver conhecimento de RAM anteriores, deve ser assinalada a caixa "desconhecido" e a pessoa que documenta deve assinar, escrever o seu nome e data.
- O farmacêutico deve assinar a secção de revisão farmacêutica na parte inferior do NIMC para indicar a adequação de todos os medicamentos encomendados para esse doente, por exemplo, doses, interações medicamentosas.

- A secção de documentação do historial de medicação pode ser preenchida pelo médico responsável pela admissão, enfermeiro, farmacêutico ou outro clínico com formação em documentação do historial de medicação.
- O NIMC prevê um espaço para a documentação de informações mínimas aquando da admissão.

Plano de gestão de medicamentos

- É essencial que a informação relacionada com a gestão dos medicamentos de um doente seja documentada de forma rotineira, de modo a permitir que todos os membros da equipa de saúde (médicos, enfermeiros e farmacêuticos) tenham acesso atempado e completo para ajudar na tomada de decisões.
- Esta informação deve ser documentada utilizando um formato normalizado que faça parte do registo de saúde do doente.
- Estas informações podem ser documentadas em papel ou em formato eletrónico.
- As decisões relativas à utilização e ao formato dos PMF dependerão da organização
- O PMM deve ser conservado juntamente com a(s) ficha(s) de medicação ativa(s) durante todo o internamento do doente. Deve estar disponível e ser utilizado por outros profissionais de saúde e pelo doente/cuidador, sempre que possível. Após a alta, deve ser arquivado no registo de saúde permanente do doente.

As informações específicas documentadas num MMP ou noutro relatório podem incluir

- história da queixa apresentada e motivo da admissão atual
- avaliação dos problemas clínicos do paciente
- planear a gestão dos problemas clínicos e dos objectivos terapêuticos do paciente
- problemas médicos e cirúrgicos passados e actuais
- informações pormenorizadas sobre alergias e RAM, incluindo datas e descrições de reacções e reexposição ao medicamento
- parâmetro laboratorial relevante
- lista de medicamentos no momento da admissão e historial de medicação

Registo de saúde do doente

As informações documentadas no registo de saúde destinam-se a constituir um registo permanente e a complementar, e não a substituir, a comunicação verbal. Ao fazer uma entrada no registo de saúde:

- Identificar a disciplina (por exemplo, farmacêutico), a data e a hora
- Seguir uma sequência lógica, por exemplo, método SOAP:
    - dados subjectivos relevantes do doente
    - resultados clínicos objectivos

- avaliação da situação ou do problema clínico
- plano de gestão proposto

- Utilizar apenas abreviaturas bem reconhecidas (consultar um documento adequado sobre abreviaturas médicas)
- Documentar a estratégia de revisão e monitorização clínica
- Assinar a inscrição, imprimir o nome e a designação ao lado da assinatura e fornecer os dados de contacto

Documentar os seguintes pormenores ou actividades relacionadas com problemas relacionados com medicamentos e potenciais acções no registo de saúde do paciente:

- Informações obtidas a partir de um historial medicamentoso exato, incluindo uma avaliação da adesão do doente ao regime de medicamentos prescritos
- Identificação de problemas clínicos graves com discussão da avaliação do farmacêutico
- Informações pormenorizadas sobre a educação e administração dos doentes e sobre as ajudas à adesão fornecidas
- Fornecimento de informações sobre os medicamentos específicos do doente e de informações terapêuticas específicas, por exemplo, potenciais interações medicamentosas
- Recomendações para a monitorização terapêutica de medicamentos e avaliação de dados de monitorização terapêutica de medicamentos
- Avaliação de RAM e recomendação de gestão
- Resposta a perguntas específicas do doente colocadas por outros membros do pessoal

Formulário específico da organização

As organizações podem optar por desenvolver os seus próprios formulários normalizados para registar a informação específica do doente. É importante que a informação específica do doente esteja acessível a todos os membros da equipa de cuidados de saúde durante a admissão do doente e seja arquivada no registo de saúde no momento da alta.

Intervenções clínicas ou problemas relacionados com a medicação

As versões anteriores destas normas definiram uma intervenção farmacêutica como qualquer ação que resulte diretamente numa alteração da gestão ou da terapêutica do doente. Intervenções clínicas farmacêuticas como o processo de um farmacêutico que identifica e faz uma recomendação numa tentativa de prevenir ou resolver um PRM (problema relacionado com medicamentos). Os departamentos devem ter uma política formalizada sobre a documentação das intervenções dos farmacêuticos As seguintes informações devem ser registadas

- Medicamento(s) envolvido(s)
- Data e dados demográficos do doente

- Unidade/prestador de cuidados de saúde
- Identificador de farmacêutico
- Categoria do DRP
- Categoria da recomendação do farmacêutico
- Categoria da ação tomada em resposta ao PRD

GARANTIA DE QUALIDADE DOS SERVIÇOS DE FARMÁCIA CLÍNICA

Definição

A garantia de qualidade pode ser definida como os procedimentos utilizados para estabelecer, promover, manter e controlar os padrões desejados para os serviços e produtos

Significado

A implementação de um programa de garantia de qualidade permitirá garantir que as tarefas definidas são executadas de forma eficiente, eficaz e de acordo com as normas aceites de
ética e conhecimentos profissionais. É da responsabilidade profissional garantir que sejam documentadas e mantidas normas adequadas de serviços de farmácia clínica.

Objectivos

- Controlar e avaliar a qualidade dos serviços de farmácia clínica e as normas de prática.
- Identificar áreas de melhoria (questionar a prática atual)
- Fornecer um mecanismo através do qual sejam tomadas medidas para efetuar e manter essas melhorias
- Motivar os farmacêuticos clínicos, associando-os à apreciação e à avaliação do seu serviço

Estabelecimento de um programa de garantia de qualidade:
Requisitos essenciais
1. apoio administrativo

- Estabelecimento de objectivos departamentais adequados
- Seleção de farmacêuticos com as qualificações e a experiência adequadas para o exercício de actividades clínicas
- Empenho na formação contínua dos farmacêuticos que prestam serviços clínicos
- Atribuição dos recursos necessários para efetuar o controlo de qualidade

2. comité de coordenação da garantia de qualidade:

- é constituído por farmacêuticos que prestam serviços clínicos
- deve definir-
    - O objetivo e o âmbito do programa

- Normas de prática aceitáveis
- Métodos de avaliação e documentação a utilizar
- O calendário de revisão

Determinação de prioridades

- Deve ser dada prioridade aos aspectos da farmácia clínica que mais contribuem para os cuidados de saúde dos doentes (por exemplo, TDM, aconselhamento dos doentes, revisão dos processos de medicação)
- Cada aspeto de uma secção deve ser examinado em pormenor para determinar os componentes críticos que devem ser controlados, as formas de controlar ou promover a qualidade e os pré-requisitos necessários.
- Os domínios a visar devem incluir:
    - Pessoal: por exemplo, formação e educação, perspicácia clínica
    - Materiais e produtos: por exemplo, perfis de pacientes, relatórios de revisão da utilização de medicamentos, relatórios de RAM
    - Instalações: por exemplo, apoio à informação sobre medicamentos
    - Procedimentos: ex. Documentação da intervenção e dos serviços clínicos

Definição de normas

- A definição de normas e critérios deve basear-se na prática atual
- Devem ser formuladas e aprovadas pelos farmacêuticos a quem se aplicam

Métodos

1. Documentação dos procedimentos
2. Avaliação da conformidade, auditoria da documentação
    - Perfis de medicamentos dos doentes
    - Aprovação nas fichas de medicamentos e nas receitas médicas dos doentes
    - Respostas escritas sobre medicamentos
    - Relatórios de utilização de medicamentos
    - Relatório ADR
    - Registo da intervenção farmacêutica
3. Visitas acompanhadas - avaliação numa base individual, utilizando uma lista de controlo baseada em dados
normas acordadas
4. Questionário e / ou entrevistas
5. Auditorias aleatórias
6. Avaliação do pessoal

Revisão pelos pares

- Promover o desenvolvimento profissional
- Melhorar a base de conhecimentos

- Fornecer um mecanismo para estabelecer, monitorizar, rever e manter normas de prática
- Identificação e resolução de problemas
- Promover a ligação e a comunicação entre os farmacêuticos envolvidos nos serviços clínicos

Avaliação dos serviços
- Avaliação do desempenho.
- Revisão por pares.
- Auditoria profissional e auditoria clínica.

AUDITORIA
- Auditoria clínica - de carácter multidisciplinar.
- Trata-se de receber o serviço e descobrir as deficiências.
- Tipos de auditorias:
  - Auto-auditoria, por exemplo: farmacêutico comunitário.
  - Auditoria pelos pares ou em grupo: por exemplo, um farmacêutico de um hospital examina os serviços prestados por outro hospital.
  - Auditoria externa.

O que é medido na auditoria?
São auditados 3 aspectos:
- Estruturas ou recursos envolvidos, por exemplo: pessoal, a sua experiência e conhecimentos, livros, cursos de formação, stock de medicamentos, equipamento e instalações.
- Os processos utilizados, por exemplo: políticas de prescrição, protocolos de gestão de doenças.
- O resultado da atividade, por exemplo: alteração do estado de saúde, da atitude ou do comportamento do doente, bem como alteração da PA, da bioquímica sérica, etc.

Avaliação do aconselhamento aos doentes
Divide-se em:
- Itens de introdução
- Itens de conteúdo
- Itens do processo
- Itens de conclusão

Pontos para avaliar o aconselhamento
- Conduzir a auto-apresentação e o paciente ou o seu agente.
- Explicar o objetivo do aconselhamento.
- Utilizar adequadamente as informações sobre o perfil do doente

- Avaliar a compreensão do paciente sobre os motivos da terapia.
- Responder com uma resposta empática.
- Utilizar línguas que o doente possa compreender.
- Apresentar um comportamento não-verbal eficaz.
- Manter o controlo e a direção da sessão de aconselhamento.
- Utilizar perguntas abertas
- Apresentar factos e conceitos numa ordem lógica.
- Fornecer informações completas ao doente, por exemplo, indicações, regime de dosagem, etc.
- Verificar a compreensão através de feedback.
- Resumir utilizando pontos-chave.

Garantia de qualidade nos serviços de ID

Avaliar todos os aspectos da prática e melhorar os serviços existentes.

Técnicas de avaliação

I. Estatísticas do volume de trabalho
II. Auditoria
Ill. Avaliação do Inquiridor
IV. Avaliação pelos pares

Métodos de avaliação e acompanhamento

- Nível de colocação
- Nível dos processos
- Níveis de saída

Níveis de entrada - Pessoal, Recursos, Organização

Nível dos processos

Receção de pedidos de informação, estratégia de pesquisa, recolha de dados, avaliação da literatura, formulação e comunicação de respostas, documentação e armazenamento

Níveis de saída

Satisfação do utilizador, resultados dos doentes, publicação, identificação de problemas, acções corretivas, eficácia da correção, comunicação dos resultados

- O programa de garantia da qualidade assegura que a qualidade dos cuidados de saúde é alcançada e mantida nos contextos clínicos em causa
- Além disso, proporciona satisfação profissional aos farmacêuticos
- A garantia de qualidade deve ser parte integrante dos serviços de farmácia clínica.

CAPÍTULO III

ANÁLISE DOS DADOS DOS DOENTES

HISTÓRIA DOS PACIENTES

A anamnese é definida como uma conversa profissional planeada que permite ao doente comunicar os seus sintomas, sentimentos e receios ao médico, de modo a obter uma visão da natureza da doença do doente e da sua atitude em relação a ela.

Objectivos:

- Estabelecer uma relação profissional positiva.
- Fornecer ao médico informações sobre o historial dentário, médico e pessoal do paciente.
- Fornecer ao médico as informações que podem ser necessárias para efetuar um diagnóstico.
- Fornecer informações que ajudem o médico a tomar decisões relativamente ao tratamento do doente.

Etapas da anamnese

- Reunir todos os factos disponíveis recolhidos a partir de estatísticas, queixa principal, história clínica, história dentária e testes de diagnóstico.
- Analisar e interpretar as pistas reunidas para chegar a um diagnóstico provisório.
- Fazer um diagnóstico diferencial de todas as complicações possíveis.
- Selecionar a escolha mais próxima possível do diagnóstico final.
- Planear um tratamento eficaz em conformidade.

Abordagem à recolha do historial

- Assegurar que o consentimento foi obtido.
- Manter a privacidade e a dignidade.
- Assegurar que o doente está o mais confortável possível
- Resumir cada fase do processo de recolha da história.
- Envolver o doente no processo de recolha da história clínica

Métodos de obtenção da história do paciente
Existem 3 métodos:

1) Entrevista
2) Questionário de saúde
3) Combinação dos dois

1) Entrevista:

Neste processo, o doente é questionado sobre o seu estado de saúde de forma organizada. O doente pode discutir qualquer problema na íntegra.

As desvantagens incluem:

- O método depende das competências do dentista como entrevistador.
- O entrevistador pode saltar alguns tópicos importantes.
- O entrevistador exige tempo para ser bem feito.

2) Questionário de saúde:

O questionário de saúde é uma lista impressa de perguntas relacionadas com a saúde a que o doente deve responder na primeira consulta.

Vantagem:

- ocupa pouco tempo do dentista
- oferece uma abordagem padronizada para cada paciente.

Desvantagem:

- Pouco tempo para estabelecer uma relação com o doente
- As perguntas ou o seu formato podem ser interpretados de forma incorrecta por alguns doentes.

3) Combinação

O método combinado é considerado pelos autores como a melhor técnica apropriada para a recolha de história na prática de rotina da Medicina Dentária. Esta abordagem utiliza as vantagens de ambas as técnicas e reduz as desvantagens, depois de rever um questionário de saúde preenchido, o dentista discute a resposta com o doente.

Componentes

- Estatísticas
- Diagnóstico provisório
- Queixa principal
- Investigações
- História da doença atual
- Diagnóstico final
- Historial médico
- Plano de tratamento
- História dentária anterior
- História pessoal
- Exame geral
- Exame extra-oral
- Exame intra-oral

ESTATÍSTICAS

- Número de registo do doente

  Útil para manter um registo, para efeitos de faturação e para aspectos médico-legais.

- Data

  Útil para o momento da admissão, referência durante as visitas de acompanhamento, manutenção de registos.
- Nome

  Comunicar com o doente, estabelecer uma relação com o doente, manutenção do registo, benefícios psicológicos.
- Idade

  Para diagnóstico, planeamento do tratamento, técnicas de gestão comportamental
- Sexo
- Endereço
- Ocupação

  Para avaliar o estatuto socioeconómico, a predileção de doenças em diferentes profissões, por exemplo: a hepatite B é comum em dentistas e cirurgiões.
- Estado civil

Queixa principal

- A principal razão pela qual o doente está a tentar procurar ajuda médica visitando o médico.
- Normalmente um único sintoma, mas ocasionalmente mais do que uma queixa, por exemplo: febre, dor de cabeça, dor, etc.
- O doente descreve o problema com as suas próprias palavras.
- Deve ser registada nas palavras do próprio doente.
- As queixas devem ser registadas com a duração do seu início

História da doença atual

- Explicar pormenorizadamente a queixa principal
- Perguntar sobre sintomas associados relevantes
- Os sintomas podem ser elaborados em termos de:
  - Modo e causa do aparecimento
  - Duração Localização - localizada, difusa, referida, radiante.
  - Progressão contínua ou intermitente.
  - Factores agravantes e atenuantes
  - Tratamento efectuado

Conselhos para recolher informações:

- Local, Início, Carácter, Radiação (de dor ou desconforto), Factores de alívio, Momento, Factores de exacerbação, Gravidade (SOCRATES).

Historial médico

A história clínica inclui informações sobre doenças passadas e presentes. Todas as doenças sofridas pelo doente devem ser registadas por ordem cronológica. Lista de controlo da história clínica - por Scully e Cawson

- Anemia, perturbações hemorrágicas, perturbações cardio-respiratórias, tratamento medicamentoso e alergias, perturbações endócrinas, convulsões e desmaios, perturbações gastrointestinais, internamentos hospitalares e cirurgias, infecções, iterícia, doenças renais.

História médica anterior

- Qualquer história de queixa semelhante no passado
- Outros problemas médicos que o doente tem ou teve
- Uma doença crónica presente, como hipertensão, diabetes, etc.
- Internamentos e cirurgias anteriores
- Medicamentos eventualmente tomados no passado (dosagem e duração)
- Alergias
- Pediatria: história de nascimento, marcos de desenvolvimento, imunizações
- Historial ginecológico/obstétrico se for mulher

História da família

- É importante determinar se existem doenças geneticamente transmissíveis nas famílias
- Há alguma doença na família?
- Historial semelhante na família,
- Pais e irmãos que sofram de qualquer doença crónica,
- Pais se morreram, que idade têm e de que é que morreram
- Deve ser capaz de recolher os antecedentes familiares relevantes em função da doença atual.

Exemplo: o doente veio devido a anemia, tentar excluir a anemia falciforme, talassemia / deficiência de G6PD

História socioeconómica

- Quantidade, duração e tipo de tabaco fumado.
- Historial de consumo de álcool: quantidade, duração e tipo
- Qualquer toxicodependência
- História sexual em caso de suspeita de IST
- Profissão, contexto social e educativo, situação financeira

História pessoal

Inclui:

- Dieta, Apetite, Hábito intestinal e miccional, Sono, Medidas de higiene oral, Hábitos orais, Hábitos adversos

Exame geral

- Analisar o doente que entra na clínica quanto à sua constituição, altura, marcha e postura.
- Verificar a existência de palidez, iterícia, baqueteamento, cianose, linfadenopatia e edema.
- Devem ser registados os sinais vitais, como o pulso, a tensão arterial, a temperatura e a frequência respiratória.

Lista dos sistemas analisados:

- Sistema cardiovascular
- Sistema respiratório
- Sistema nervoso central
- Sistema gastrointestinal
- Sistema geniturinário
- Sistema músculo-esquelético
- Sistema endócrino

Exame extra-oral

- A pele é procurada
- Aspeto - quaisquer erupções cutâneas, feridas ou comichão
- Os doentes com anemia colorida têm a pele pálida e os doentes com iterícia apresentam uma coloração amarela.
- Pigmentação
- Edema
- Temperatura

Exame intra-oral dos tecidos moles

- Mucosa labial e bucal, Lábio, Pavimento da boca, Língua, Gengiva, Glândulas salivares

Tecido duro

- Dentes presentes, Dentes em falta, Dentes cariados, Doença de desgaste, Mobilidade, Oclusão

Investigações

Investigação do lado da cadeira

- Teste de vitalidade da polpa, Teste de percussão, Citologia, Aspiração Hemograma completo de rotina
- Hemoglobina, RBC, WBC, contagem de Pt, ESR, contagem total de leucócitos, contagem diferencial total, tempo de hemorragia, tempo de coagulação, ferro sérico, cálcio, fósforo e nível de fosfatos alcalinos,

Outros inquéritos

- Exame de urina,

- Investigação especial como a ressonância magnética e a tomografia computorizada.

Diagnóstico final:

O diagnóstico final pode geralmente ser alcançado após a organização cronológica e a avaliação crítica das informações obtidas a partir do,

- história do paciente,
- exame físico e
- o resultado dos exames radiológicos e laboratoriais.

Normalmente, o diagnóstico identifica primeiro o diagnóstico da queixa principal do doente, com o diagnóstico subsidiário de problemas concomitantes.

Plano de tratamento

A formulação do plano de tratamento dependerá tanto dos conhecimentos e da experiência de um clínico competente como da natureza e da extensão das instalações de tratamento disponíveis. Avaliação de quaisquer riscos especiais decorrentes do estado clínico comprometido nas circunstâncias do diagnóstico anestésico ou do procedimento cirúrgico planeado. A avaliação médica também é necessária para identificar a necessidade de consulta médica e para reconhecer desvios significativos do estado de saúde normal que possam afetar o tratamento dentário.

Fases do tratamento

1. Fase preliminar
2. Fase não cirúrgica
3. Fase cirúrgica
4. Fase de restauração
5. Fase de manutenção

Significado

- Pode estar relacionado com o diagnóstico
- Por vezes, são indicadas medidas de precaução.
- Pré-medicação, ou controlo antes do tratamento dentário.
- Para consulta médica, se necessário.
- O tratamento dentário pode afetar a saúde sistémica do doente.

ABREVIATURAS E TERMINOLOGIA MÉDICAS COMUNS UTILIZADAS NA PRÁTICA CLÍNICA

Os profissionais de saúde utilizam diariamente a terminologia e as abreviaturas médicas no seu trabalho. É a linguagem profissional que os ajuda a comunicar de forma eficaz e rápida

Abreviatura

- Formas abreviadas de palavras.
- Uma forma eficiente de comunicar de forma rápida e concisa com outros profissionais de saúde.
- Utilizar sempre abreviaturas normalizadas.
- Nunca utilize uma abreviatura se não tiver a certeza do seu significado.

Papel das abreviaturas médicas utilizadas no contexto clínico:

- Nos centros de saúde, as abreviaturas poupam tempo ao médico quando este está a escrever instruções e ordens e permitem-lhe ver mais doentes
- Acelera a comunicação entre os profissionais de saúde que . presume-se que conhecem a abreviatura.
- A maioria das instituições tem uma lista de abreviaturas aceitáveis nos seus manuais de procedimentos.
- O tempo pode ser limitado devido a vários prazos e situações de emergência, pelo que a familiarização com a abreviatura médica ajudará a interpretar os dados de forma mais eficiente.

Abreviaturas de farmácia

- A abreviatura de farmácia é normalmente utilizada como uma espécie de abreviatura na prescrição e na encomenda de medicamentos para transmitir informações sobre as instruções de utilização.
- A abreviatura de tempo e frequência de administração provém de frases latinas.
- A abreviatura comummente utilizada inclui as que designam a via de administração e as que designam a unidade de medida.
- Outro subconjunto de abreviaturas é chamado de substituição de x e inclui o conhecido e amplamente utilizado símbolo Rx, que significa prescrição

FA - Fibrilhação auricular
IAM - Enfarte agudo do miocárdio
TA - Pressão arterial
ECG - Eletrocardiograma
Echo - Ecocardiograma
RVP - Resistência vascular periférica
CLD - Doença pulmonar crónica
DPOC - Doença pulmonar obstrutiva crónica
IRA - Insuficiência renal aguda
GN - Nefrite glomerular
DA - Dopamina
HIC - intracraniana
amb - ambular, ambulatório
amt - montante
ASAP - o mais rapidamente possível
CA - cancro

CBC - hemograma completo
ICC - Insuficiência cardíaca congestiva
DM - diabetes mellitus
DNR - não reanimar
TVP - Trombose venosa profunda
ER - Sala de emergência

Abreviatura médica

- Tanto na comunicação escrita como na oral, o pessoal médico utiliza um grande número de abreviaturas para poupar tempo e espaço nos formulários.
- Algumas abreviaturas são imediatamente óbvias ou fazem sentido; outras não o são e podem ser muito confusas.
- A utilização de uma abreviatura incorrecta pode resultar em problemas graves para o doente, bem como para os registos e processamento do seguro.
- Se tiver receio de confundir alguém ao utilizar uma abreviatura, escreva a palavra por extenso.
- NUNCA é uma boa ideia utilizar as suas próprias abreviaturas.
- Cada hospital, clínica ou estabelecimento de cuidados de saúde tem a sua própria lista de abreviaturas de registos aceitáveis.
- Não se esqueça de pedir uma lista e de a utilizar de forma adequada.

Terminologia

A terminologia médica é a linguagem utilizada para descrever com exatidão o corpo humano e os componentes, condições, processos e procedimentos associados, de uma forma cientificamente fundamentada. As palavras ou termos que constituem a linguagem da medicina são designados por terminologia da área médica, conhecida por terminologia médica.

Importância da terminologia médica

- Simplificar a comunicação / quebrar a barreira linguística.
- Fácil compreensão (linguagem comum)
- Trata-se de terminologias específicas, pelo que não é necessário utilizar uma terminologia geral

A palavra médica contém

Raiz da palavra, forma combinada, sufixo, prefixo

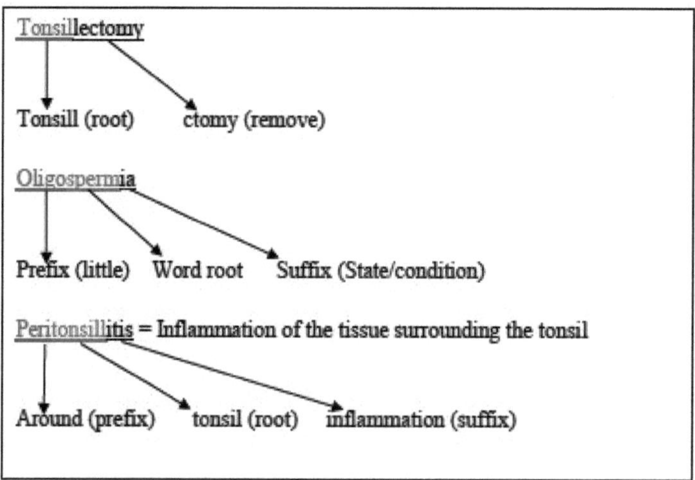

Raiz da palavra

- A raiz é o elemento básico de uma palavra e é a base sobre a qual o significado de uma palavra é construído.
- Muitas raízes são verdadeiras palavras por direito próprio e termo. Embora essas raízes possam ter outros elementos, elas não precisam de outros elementos para serem completas.
- Uma raiz pode ser uma palavra inteira ou uma parte de uma palavra. As raízes vêm de muitas línguas diferentes, principalmente do grego e do latim, e chegam ao inglês.

Por exemplo:

- Alveol - Alveolus
- Bronch - Brônquio
- Nas - Nariz
- Ou - Boca

Prefixo

- Um prefixo é um componente de palavra colocado à frente de uma raiz/palavra para alterar ou modificar o seu significado.
- Um prefixo pode dar uma direção ou posição a uma raiz. Também pode dar a uma raiz um tipo/classificação, qualidade ou quantidade específicos.

Por exemplo:

- Ab - afastado da linha média
- Acu - agulha
- Anti - contra
- Auto - auto
- Bi - dois
- Dys - anormal

- Hemi - metade
- Hetero - oposto

Sufixo

- Um sufixo é um componente de palavra adicionado ao final de uma raiz/palavra que altera ou modifica o seu uso, função ou significado.

Por exemplo:

- -centese - puncionar
- -desis - fixação cirúrgica
- -plastia - reparação cirúrgica
- -sect - cortar
- -grafia - processo de registo
- -opsy - ver
- -escópio - instrumento de exame

Terminologia comum

- Hemólise - degradação do sangue
- Hipercalemia - excesso de potássio no sangue
- Hipovolemia - baixo volume de sangue
- Hematologia - estudo do sangue
- Cardiomegalia - coração aumentado
- Bradicardia - ritmo cardíaco lento
- Miocardia - músculo cardíaco

COMPETÊNCIAS DE COMUNICAÇÃO

Comunicação:

O ato de transmitir notícias ou informações ou meios de ligar lugares. É uma ciência e uma prática de transmissão de informações.

Capacidade de comunicação:

Capacidade de comunicar de forma clara e eficaz com doentes, familiares, médicos, enfermeiros, farmacêuticos e outros profissionais de saúde.

Existem dois tipos de competências de comunicação:

◇Com base no meio de transmissão da mensagem

- Comunicação verbal
- Comunicação não-verbal

COMUNICAÇÃO VERBAL

Significa comunicar com palavras, escritas ou faladas. A comunicação verbal consiste em falar, ouvir, escrever e ler

Caraterísticas de uma comunicação verbal eficaz:

- Considerar o objetivo
- Ser sincero
- Utilizar uma linguagem simples, palavras familiares
- Ser breve e preciso
- não assumir nada
- Usar palavras e tom educados
- Dizer algo interessante e agradável

Méritos

- Mais pessoal e informal
- Tem um impacto imediato
- Oferece a oportunidade de interação e feedback
- Ajudar-nos a corrigirmo-nos a nós próprios (as mensagens de acordo com o feedback e as pistas não verbais do ouvinte)
- É mais rápido e menos dispendioso

Deméritos

- Pode ser rapidamente esquecido.
- Uma palavra dita uma vez não pode ser retirada
- Não há provas jurídicas de comunicação oral
- O impacto pode ser de curta duração
- É muito difícil estarmos conscientes da nossa linguagem corporal

Barreiras a uma comunicação verbal eficaz

- Estatuto - os níveis de estatuto formal e informal afectam a eficácia da comunicação face a face
- Complexos - falta de confiança ou sentimento de superioridade.
- Abstração - é uma escuta parcial e selectiva que conduz à perda de informação
- Barreira linguística - o ouvinte deve estar familiarizado com a língua utilizada pelo orador.

Competências de comunicação verbal

Escuta ativa:

- Uma boa capacidade de escuta é importante para promover uma boa comunicação interactiva e obter informações.
- Foco no doente, familiar ou profissional de saúde.
- Fazer com que a pessoa se sinta o centro das atenções.
- Ter uma atitude aberta, descontraída e sem pressas.
- Deixar de lado todas as interrupções profissionais.
- Manter o contacto visual, acenar com a cabeça, fazer perguntas, etc. indicam: atenção
- Tom e modulação da voz, número e colocação de pausas: fiabilidade das informações fornecidas pelo doente.

- baixo nível de energia, voz monótona: deprimido.
- Pausas: indicam que a pessoa precisa de tempo para recordar a informação ou que está a censurar a resposta ou a preparar-se para mentir.

Observação e avaliação:

- Uma comunicação bidirecional eficaz exige:
    - observação contínua
    - avaliação da forma como a pessoa está a comunicar
- A linguagem corporal e os gestos fornecem pistas importantes para o farmacêutico, o doente e o profissional de saúde.
- Sentar-se ou levantar-se ao nível dos olhos
    - manter o contacto visual
    - utilizar uma postura corporal concentrada para transmitir interesse e atenção.
- Comunicação aberta:
    - sentado ou de pé, ao nível dos olhos ou mais baixo, projecta uma postura corporal não ameaçadora e igualizadora.
    - Estar fisicamente próximo do doente, membro da família ou profissional de saúde

Língua:

- Para uma comunicação fiável, utilize uma língua em que ambas as partes sejam fluentes e se sintam confortáveis.
- As abreviaturas e termos utilizados para a prescrição de medicamentos representam um tipo de comunicação especializada.
- Não provocar medo e ansiedade nos doentes através da utilização de termos médicos.

COMUNICAÇÃO NÃO-VERBAL

A comunicação não-verbal inclui todas as mensagens não escritas e não ditas, tanto intencionais como não intencionais.

- Contacto visual - Indica confiança, atenção e honestidade.
- Expressão facial - Um importante indicador do estado emocional.
- Postura corporal - A mensagem pode ser transmitida através da postura corporal.
    - Por exemplo: postura de corpo fechado: uma pessoa sentada com as pernas e os braços cruzados à frente do corpo. Isto impede ou dificulta o livre fluxo de informação.
    - Postura de corpo aberto: Uma postura descontraída com as pernas e os braços descruzados. Tende a facilitar a comunicação.
- Tom de voz - Uma voz suave, etc., também pode influenciar a comunicação.
- Proximidade/Fechamento da posição - O farmacêutico e o doente devem manter uma distância mínima de 45 cm.

- Outra forma de mensagem não verbal - Transmitir informações através da utilização de diagramas?

Caraterísticas:

- A comunicação não-verbal flui através de todos os actos de fala ou de escrita.
- São as mensagens sem palavras
- É uma atividade criativa, que surge através de estímulos produzidos pela mente.

Importância da comunicação não-verbal

- Para ter competências de comunicação de qualidade, uma pessoa deve possuir conhecimentos de comunicação não verbal.
- Em comparação com as palavras e a variedade vocal, a comunicação não-verbal é muito importante.

◇Com base no objetivo da comunicação

- Comunicação formal - segue a linha de autoridade e é geralmente utilizada na organização para atingir os objectivos organizacionais.
- Comunicação informal - não segue a linha de autoridade. Exemplos de comunicação informal são os mexericos, a conversa fiada e as festas de gatinhos.
- Comunicação terapêutica - tem lugar entre um profissional de saúde e um doente, com o objetivo de modificar o comportamento do doente.

◇Com base nos níveis de comunicação

- Comunicação em pequenos grupos
- Comunicação pública
- Comunicação organizacional

◇Com base no padrão de comunicação

- Comunicação unidirecional - Ocorre quando a mensagem é transmitida à audiência apenas pelo comunicador, sem feedback constante.
- Comunicação bidirecional - Tem lugar quando tanto o comunicador como a audiência participam no processo. A audiência pode colocar questões e acrescentar informações, ideias e opiniões sobre o assunto.
- Comunicação um-para-um - A comunicação entre um remetente e um destinatário de cada vez é designada por comunicação um-para-um.
- Comunicação de um para muitos - Quando uma pessoa comunica com muitas pessoas ao mesmo tempo, é designada por comunicação de um para muitos.
- Comunicação de muitos para muitos - A comunicação de muitos para muitos ocorre quando várias pessoas comunicam com uma pessoa ao mesmo tempo. Um painel de peritos que participa numa entrevista é um exemplo de comunicação entre várias pessoas.

Barreiras de comunicação

Barreiras fisiológicas

- Pouca retenção devido a problemas de memória, falta de atenção, desconforto devido a doença, problemas de audição, fraca capacidade de escuta.

Barreiras ambientais

- Ruído de fundo elevado, iluminação deficiente, ambiente pouco confortável, ambiente pouco higiénico e mau cheiro, sala muito quente ou fria.

Barreiras psicológicas

- Mal-entendidos, desconfiança e emoções infelizes, perturbações emocionais, doenças psicóticas ou neuróticas, medo, ansiedade e pensamento confuso.

Barreiras sociais

- Difusão de normas, valores e comportamentos sociais, Tabus sociais, Diferentes estratos sociais

Barreiras culturais

- Diferenças étnicas, religiosas e culturais, tradição cultural, valores e comportamento.

Barreiras semânticas

- Barreiras linguísticas, tradução linguística incorrecta, diferenças individuais de expressão e perceção

Barreiras organizacionais

- Política, regras e regulamentos da organização, falha técnica, pressão do tempo, dimensão da organização.

Barreiras relacionadas com o processo de comunicação

- Mensagem pouco clara e contraditória, abordagem estereotipada, canais inadequados, falta de feedback ou feedback deficiente

APLICAÇÕES

1. Comunicar com os profissionais de saúde

É essencial uma comunicação eficaz entre o farmacêutico e os médicos, os enfermeiros e outros farmacêuticos.

- Comunicação farmacêutico-médico:
    - Esteja preparado com perguntas específicas ou factos e recomendações quando iniciar uma conversa com os médicos sobre cuidados de saúde.

2. Comunicação com os doentes

I. Entrevista sobre o historial de medicação:

É necessário para a tomada de decisões. São registadas as seguintes informações:

- Medicamentos actuais ou recentemente prescritos.
- Medicamentos de venda livre adquiridos.
- Vacinas
- Remédios alternativos ou tradicionais

- Descrição das reacções e alergias aos medicamentos. Medicamentos considerados ineficazes.

II. Folheto informativo para os doentes

Utilizado para descrever informações essenciais para ajudar os doentes e os prestadores de cuidados na utilização eficaz e segura dos medicamentos.

Inclui as seguintes informações:

- Denominação comercial e genérica
- Indicação para a qual o medicamento está a ser tomado.
- Aconselhamento administrativo.
- Informações sobre as medidas a tomar em caso de falta de dose.
- Efeitos secundários frequentes ou graves.
- Informações de armazenamento
- Medidas a tomar em caso de efeitos secundários.
- Nome e dados de contacto da instituição fornecida.
- Autor e data de publicação das informações.

III. Aconselhamento medicamentoso para os doentes

- O aconselhamento eficaz dos doentes pode ajudá-los a utilizar os seus medicamentos de forma segura e fiável.
- Antes de dar informações, verificar o nível de compreensão do doente.
- Aconselhar o doente a adaptar o regime de medicação ao seu estilo de vida.

3. Ensino

- Um professor deve ser organizado e ter conhecimentos sobre a matéria a ensinar e deve ser um excelente comunicador.
- A comunicação é reforçada por boas capacidades de organização.
- O questionamento direto e a avaliação das respostas são formas fáceis de determinar as respostas dos alunos.

4. Apresentação de plataformas e posters

- Apresentação de plataformas -Os farmacêuticos fazem apresentações de plataformas em reuniões profissionais locais, estatais e nacionais.
- Apresentação de posters
    - Forma única de comunicação em que a informação é apresentada em vez de ser oral
    - Os cartazes que atraem mais atenção têm títulos claros e descritivos e uma aparência profissional colorida e cuidada.
    - Os recursos visuais, como gráficos, quadros e fotografias, comunicam informações de forma eficaz.

5. Entrevista com os meios de comunicação social

- Os meios de comunicação são uma forma eficaz de comunicação entre o farmacêutico e o público.

- Os farmacêuticos são chamados pelos meios de comunicação social para fornecerem informações de base sobre questões terapêuticas, tais como a comercialização de um novo medicamento importante, problemas relacionados com medicamentos ou a retirada de um medicamento do mercado.

6. Manuscritos

Os relatórios originais de investigação, os estudos de casos, os artigos de análise, os editoriais e as cartas ao editor são importantes instrumentos de comunicação entre os profissionais de saúde. Serão publicados manuscritos bem escritos que satisfaçam as necessidades do público da revista.

CAPÍTULO IV

INTERPRETAÇÃO DE DADOS LABORATORIAIS

TESTES HEMATOLÓGICOS

A hematologia é o ramo da medicina que se ocupa do estudo do sangue, dos órgãos que formam o sangue e das doenças do sangue. Os exames hematológicos incluem avaliações laboratoriais da formação do sangue e das doenças do sangue.

Hemograma completo:

O hemograma inclui uma série de determinações diferentes, incluindo o número, tipo, percentagem, concentração e qualidade das células sanguíneas.
Os exames que normalmente fazem parte do hemograma incluem

- ❐ Contagem de glóbulos vermelhos/eritrócitos (RBC
- ❐ Contagem de reticulócitos
- ❐ Hemoglobina (Hb ou Hgb
- ❐ Hematócrito (Hct)
- ❐ Índices dos glóbulos vermelhos: (volume corpuscular médio [VCM], hemoglobina corpuscular média (HCM), concentração de hemoglobina corpuscular média [CHCM], largura de distribuição dos glóbulos vermelhos (RDW)
- ❐ Velocidade de sedimentação eritrocitária (VSG)
- ❐ Contagem de glóbulos brancos/leucócitos (WBC)
- ❐ Contagem diferencial de glóbulos brancos (DLC)
- ❐ Contagem de plaquetas /trombócitos

Glóbulos vermelhos (eritrócitos):

As hemácias representam cerca de 40% do volume total de sangue. A contagem de hemácias é o número de hemácias por milímetro cúbico de sangue. Os valores normais de hemácias variam de acordo com a idade e o sexo:

Idade/género Hemácias Número por cúbico
Crianças (1-6) 3,9- 5,3 milhões
Adultos do sexo masculino 4,5 - 6,0 milhões
Fêmeas adultas 4,2 - 5,0 milhões

Aumento da contagem de hemácias:

- Fumar cigarros, doença cardíaca congénita, carcinoma de células renais, um tipo de cancro dos rins,
- Fibrose pulmonar, policitemia vera, certos medicamentos como a gentamicina e a

Diminuição da contagem de hemácias:

- Anemia, Insuficiência da medula óssea
- Deficiência de eritropoietina, que é a principal causa de anemia em doentes com doença renal crónica
- Deficiência nutricional, hemólise ou destruição de hemácias causada por transfusões e lesões dos vasos sanguíneos
- Os medicamentos de quimioterapia, o cloranfenicol, que trata as infecções bacterianas, a quinidina, que pode tratar os batimentos cardíacos irregulares, as hidantoínas, que são tradicionalmente utilizadas para tratar a epilepsia e os espasmos musculares.

Contagem de reticulócitos:

Os eritrócitos imaturos são chamados reticulócitos. Em geral, amadurecem e se transformam em hemácias dois dias após a liberação na corrente sanguínea. A contagem de reticulócitos mede a percentagem de reticulócitos em relação à contagem de hemácias e é usada especificamente para monitorar a função da medula óssea. Em geral, a contagem de reticulócitos é muito estável. As faixas normais de reticulócitos incluem

Idade/género Reticulócitos: %-idade das hemácias
Adultos do sexo masculino 0,5% - 1,5%
Fêmeas adultas 0,5% - 2,5%

Aumento da contagem de reticulócitos :

- Perda aguda de sangue, anemia por deficiência de ferro
- Anemia megaloblástica, as mulheres grávidas e os recém-nascidos também tendem a apresentar um aumento da contagem de reticulócitos

Diminuição da contagem de reticulócitos:

- Anemia Aplástica, Doença Renal, Deficiência de Ácido Fólico, Insuficiência da Medula Óssea
- Medicamentos como azatioprina, dactinomicina, hidroxiureia, metotrexato e zidovudina

Hemoglobina:

A hemoglobina mede a quantidade da proteína transportadora de oxigénio (hemoglobina) num volume de sangue, fornecendo uma indicação da capacidade do sangue para oxigenar os tecidos.

Idade/género Hemoglobina Gramas/Decilitro
Crianças (1-6 anos) 9,5 - 14. 1 g/dl
Adultos do sexo masculino 14,0 - 17,5 g/dl
Fêmeas adultas 12,0 - 16,0 g/dl

Aumento da hemoglobina:

- Queimaduras, Insuficiência cardíaca, DPOC, Policitemia vera.

Diminuição da hemoglobina:

- Talassemia, Doença das células falciformes, Anemia por deficiência de ferro (anemia hipocrómica)
- Doenças hemolíticas, doenças malignas, como leucemia, carcinoma, linfomas.
- Défice nutricional, retenção de fluidos e sobrecarga intravenosa.

Hematócrito (hct):

O **hematócrito, ou PCV (Packed Cell Volume)**, mede a percentagem de glóbulos vermelhos no volume total de sangue. O termo hematócrito refere-se à separação do sangue que ocorre quando uma amostra de sangue é colocada numa centrífuga que separa os componentes.

Idade/género Hematócrito: % do volume de sangue
Crianças (1-6 anos) 30% - 40%
Adultos do sexo masculino 45% - 52%
Mulheres adultas 36% - 48%

Aumento do PCV:

- Insuficiência cardíaca.
- DPOC.
- Eritrocitose.
- Policitemia.

Diminuição do PCV:

- Anemia.
- Hiperplasia da medula óssea.
- Distúrbios hemolíticos.
- Os medicamentos podem induzir hemólise em indivíduos sensíveis.

Índices eritrocitários/células vermelhas do sangue:

Quando os níveis de hemoglobina são baixos, os índices eritrocitários fornecem informações sobre o tamanho dos glóbulos vermelhos e a concentração de hemoglobina para diagnosticar o tipo de anemia.

(i) Volume corpuscular médio (VCM):

O VCM mede o tamanho médio dos glóbulos vermelhos e classifica a anemia.

Cálculo: VCM = Hematócrito / contagem total de hemácias

Idade/género Volume corpuscular médio: femtolitros
Crianças (1-6 anos) 70 - 84 fL
Adultos do sexo masculino 84 - 96 fL

Fêmeas adultas 76 - 96 fL

Alguns medicamentos podem aumentar o VCM - colchicina, pentamidina, pirimetamina e triamtereno - enquanto a nitrofurantoína pode diminuir o VCM.

(ii)Hemoglobina corpuscular média (HCM):

A MCH mede a quantidade ou a massa de hemoglobina presente em média em uma hemácia, ajudando a determinar se as células são normocrômicas, hipocrômicas (pálidas) ou hipercrômicas (escuras).

Cálculo: MCH = Hgb / Contagem total de hemácias

Idade/género Hgb corpuscular média: picograma/célula
Crianças (1-6 anos) 23 - 29 pg
Adultos do sexo masculino 27 - 32 pg
Fêmeas adultas 27 - 32 pg

O MCH está aumentado nas anemias macrocíticas e diminuído nas anemias hipocrómicas e microcíticas.

(iii) Concentração de hemoglobina corpuscular média (CHCM):

A MCHC mede a concentração média de hemoglobina em cada célula.

Cálculo: MCHC = Hgb / Hct
Cálculo: MCHC = (Hgb / Hct) x 100

Idade/género MCHC: Gram/decilitro e percentagem
Crianças (1-6 anos) 31 - 35 g/dL 31-35%
Adultos do sexo masculino 30 - 35 g/dL 30-35%
Fêmeas adultas 30 - 35 g/dL 30-35%

A MCHC está aumentada na esferocitose e na talassemia e diminuída na anemia por deficiência de ferro. As anemias podem ser classificadas utilizando os índices eritrocitários da seguinte forma: Diminuição do VCM, MCH e MCHC: Anemia microcítica, hipocrómica, geralmente relacionada com a anemia por deficiência de ferro. Aumento do VCM, MCH e MCHC variáveis: anemia macrocítica, geralmente relacionada com deficiência de vitamina B12 ou de ácido fólico.

(iv)Largura de distribuição dos glóbulos vermelhos (RDW):

O RDW mede a variação do tamanho das hemácias e baseia-se no volume corpuscular médio (VCM), que mede o tamanho das hemácias.

Cálculo: RDW = (desvio padrão ou largura das hemácias / largura média das hemácias) x 100

Os resultados são expressos em percentagens para mostrar quantas hemácias variam de tamanho.

Intervalo de referência 12,8 - 15,2%

Os valores podem aumentar com vários tipos de anemias (megaloblástica, hemolítica, falciforme), doença hepática, alcoolismo e deficiência de folato e vitamina B12.

Taxa de sedimentação de eritrócitos (ESR):

A VHS, também chamada "velocidade de sedimentação", mede a velocidade de precipitação das hemácias em sangue coagulado após uma hora em um tubo de ensaio vertical (tubo de Wintergreen). A VHS é usada como indicador de inflamação, tanto aguda como crónica, associada a infecções, cancros e doenças auto-imunes.

Idade/género Velocidade de sedimentação de eritrócitos: mm/hr.

Crianças (até à puberdade) 3,0 - 20,0

Adultos do sexo masculino 10,0 - 19,0

Fêmeas adultas 15,0 - 23

Aumento da VHS:

- infeção grave
- mieloma múltiplo e macroglobulinemia de Waldenstrom
- medicamentos metildopa (Aldomet), contraceptivos orais, penicilamina procainamida

Diminuição da VHS:

- Policitemia
- anemia falciforme
- medicamentos como a aspirina, a cortisona e o quinino

Contagem de leucócitos e diferencial de leucócitos: Os glóbulos brancos, ou leucócitos, são classificados em dois grupos principais:

- Granulócitos (grânulos no citoplasma da célula): Neutrófilos, eosinófilos e basófilos. Como estas células têm um núcleo multilobulado, são também designadas por leucócitos polimorfonucleares.
- Agranulócito (sem grânulos e núcleos não lobulares): Os linfócitos e os monócitos são por vezes designados por leucócitos mononucleares.

Idade e género	**Leucócitos (x10^3)**	**Bandas %**	**Neut %**	**Eoso %**	**Baso %**	**Linfa %**	**Mono %**
1-6 anos	5.0-19.0	5-11	13-33	0-3	0-0	46-76	0-5
Adultos	5.0-10.0	3-6	50-62	0-3	0-1	25-40	3-7

Aumento de leucócitos: Leucocitose - Leucócitos >10.000

- Trauma
- Infeção aguda

- Sépsis
- Leucemia

Diminuição dos leucócitos: Leucocitopenia - WBC<4.000

- Infecções virais
- Supressão da medula óssea
- Malária, malnutrição
- LES e outras doenças auto-imunes
- Medicamentos como antibióticos, anticonvulsivantes, medicamentos cardiovasculares, AINEs e diuréticos.

Diferencial:

Neutrófilos:

Aumento da contagem de neutrófilos (NEUTROPHILA) :

- Infeção Bacteriana Aguda, Malignidades
- Stress fisiológico (cirurgia, alergias, parto, exercício físico)
- Envenenamento por toxinas/venenos, doenças inflamatórias, como gota, artrite reumatoide e vasculite.

Diminuição da contagem de neutrófilos (NEUTROPENIA):

- Infecções bacterianas, como a febre tifoide e a brucelose
- Doenças virais, agentes quimioterapêuticos utilizados no tratamento de doenças malignas
- Medicamentos como o lítio, fenotiazinas e antidepressivos tricíclicos, acromegalia

Eosinófilos

Aumento dos eosinófilos (EOSINOFILIA):

- Doença de Hodgkin, anemia perniciosa
- Artrite reumatoide, policitemia Vera

Diminuição da contagem de eosinófilos (EOSINOPENIA):

- Anemia aplástica
- Medicamentos: AAS, Anfotericina B, Corticotropina, Desipramina, Glucocorticóides, Hidrocortisona, Interferão, Niacina, Prednisona, Procainamida.

Basófilos:

Os basófilos são avaliados para ajudar a determinar a causa do aumento da contagem de leucócitos, para detetar doenças hematológicas e monitorizar a progressão de outras doenças, como DPOC, síndromes de má absorção, doença renal e cancro. Os basófilos podem ser observados em leucemia, doença de Hodgkin, colite ulcerativa, policitemia vera e nefrose.

Linfócitos:

Aumento dos linfócitos (LYMPHOCYTOPHILIA):

- Leucemia linfocítica, doença de Addison.
- Tirotoxicose, linfoma, linfossarcoma, mieloma

Diminuição dos linfócitos (LYMPHOCYTOPENIA):

- VIH
- Medicamentos antineoplásicos
- Insuficiência da medula óssea.

Monócitos:

Aumento dos monócitos:

- Carcinomas, Cirrose, Anemia hemolítica
- Policitemia Vera, Púrpura Trombocitopénica.

Diminuição dos monócitos:

Uma diminuição dos monócitos pode indicar uma lesão da medula óssea ou alguns tipos de leucemia.

Plaquetas/trombócitos:

As plaquetas, ou trombócitos, são fragmentos não nucleados, redondos ou ovais, de células maiores (megacariócitos) que se encontram na medula óssea. As funções primárias das plaquetas são a coagulação, a hemostase e a formação de trombos. As plaquetas contêm grânulos que contêm substâncias que permitem que as plaquetas se colem umas às outras e danifiquem os vasos sanguíneos.

Idade e sexo Plaquetas
1-6 anos 150.000 - 450.000
Homens adultos 150.000 - 400.000
Fêmeas adultas 150.000 - 400.000

Aumento da contagem de plaquetas (TROMBOCITOSE) :

- Primária: Trombocitose essencial, leucemia mielogénica crónica, policitemia vera
- Secundária: Inflamação pós-cirúrgica, deficiência de ferro, hemorragia, hipoesplenismo

Diminuição da contagem de plaquetas (TROMBOCITOPENIA):

- Aumento da destruição das plaquetas ou diminuição da produção de plaquetas
- Trombopoiese deficiente, substituição da medula óssea
- Aumento da destruição da resposta imunitária
- Aumento da destruição relacionada com a resposta imunitária à infeção secundária.
- Pancreatite crónica, Artrite reumatoide, Toxicidade alcoólica

TESTE DA FUNÇÃO RENAL

Os rins desempenham vários papéis vitais na manutenção da sua saúde. Uma das suas funções mais importantes é filtrar os resíduos do sangue e expulsá-los do corpo sob a forma de urina. Os rins também ajudam a controlar os níveis de água e de vários minerais essenciais no corpo. Para além disso, são fundamentais para a produção de vitamina D e de glóbulos vermelhos. As provas de função renal podem ser divididas em 4 grupos:

- Exame de urina
- Análise do sangue/soro
- Teste da função glomerular
- Teste da função tubular

Análise da urina:

Exame físico: cor, turvação, odor, gravidade específica, osmolalidade
Exame químico: pH, glucose, proteínas, cetonas, bilirrubina.
Exame microscópico: leucócitos, hemácias, cilindros, bactérias

Exame físico:

Cor:

- ➢ Normal-claros e variam do amarelo pálido ao dourado profundo
- ➢ A turvação pode ser causada por um excesso de material celular ou de proteínas, por cristalização ou precipitação de sais após permanência à temperatura ambiente.

Volume:

- ➢ Normal:1-2,5L/dia

Oligúria	<400ml/dia	Observado na insuficiência renal, glomerulonefrite aguda
Poliúria	>2,5L/dia	Observada na DM, diabetes insípida
Anúria	<100ml/dia	Observada na necrose tubular aguda,

Gravidade específica:

- ➢ Medido por urinómetro ou refratómetro
- ➢ É a medida da densidade da urina que reflecte a capacidade do rim para concentrar ou diluir a urina em relação ao plasma a partir do qual é filtrada.
- ➢ Normal:1.001-1.040

pH:

- ➢ O pH da urina varia entre 4,5 e 8
- ➢ Normalmente, é ligeiramente ácida, situando-se entre 6-6,5
- ➢ Após a refeição, torna-se alcalino.

Odor:

- Normal :aromático
- O mau cheiro indica uma infeção bacteriana

Exame químico:

Glicose:

- A presença de quantidades detectáveis de glucose na urina é designada por glicosúria
- Ocorre em doenças como a diabetes.

Proteína:

- O aumento da quantidade de proteínas na urina é designado por proteinúria. É uma indicação de glomérulos com fugas. O tipo mais comum de proteinúria é devido à albumina.
- Proteinúria glomerular
  - Os glomérulos dos rins não são permeáveis a substâncias com peso molecular superior a 69.000 e as proteínas plasmáticas estão ausentes na urina normal.
  - As moléculas mais pequenas de albumina atravessam mais facilmente os glomérulos danificados.
  - A albuminúria é sempre patológica.
  - Grandes quantidades de albumina são perdidas na urina na nefrose

Rácio normal:

Homens: <23mg/g de creatinina
Mulheres: <32mg/g de creatinina

Corpos cetónicos:

- A presença de cetose pode ser estabelecida através da deteção de corpos cetónicos na urina, utilizando o teste de rotherastest, em tira.

Os três corpos cetónicos são:

ácido -β-hidroxibutírico(80%)
-ácido acetoacético (20%)
-acetona (uma pequena percentagem)

A cetonúria é observada em casos de diabetes mellitus não controlada, fome, dieta pobre em hidratos de carbono.

Exame microscópico:

- A amostra de urina é recolhida. É sujeita a centrifugação durante 5-10 minutos, o que produz uma concentração de sedimentos no fundo do tubo
- O sedimento urinário detecta o seguinte:
  - células - leucócitos, leucócitos, células pus
  - cristais - fosfato de cálcio, oxalato de cálcio, fosfato amorfo

- cilindros - cilindros hialinos, granulosos e vermelhos.

- Os vários tipos de células são normalmente descritos como o número de cada tipo encontrado por campo médio de alta potência (HPF).
- Normalmente são observadas células epiteliais e 1-2 leucócitos ou células pus/HPF.
- As hemácias podem aderir e formar cilindros de hemácias. Esses cilindros são indicativos de glomerulonefrite, com extravasamento de hemácias dos glomérulos ou lesão tubular grave.

Análise de sangue / soro

- Estimativa das proteínas plasmáticas :
  - Valor normal: 6,4 - 8,3 g%
  - Componentes :
    - Albumina : 3-5 g%
    - Globulina : 2-3 g%
    - Fibrinogénio : 0,3 g%
    - Relação A/G: 1:7:1
- Estimativa das substâncias azotadas não proteicas
  - Valor normal :28 -40 mg%
  - Componentes :
    - Ureia: 20-40 mg%
    - Ácido úrico: 2-4 mg%
    - Creatinina: 0,6-1,2 mg%
  - Os níveis sanguíneos normais destas substâncias aumentam em caso de insuficiência da função renal.
  - Um aumento destes produtos finais no sangue - Azotemia

Creatinina sérica

- A creatinina é um produto de degradação do fosfato de creatina no músculo e, normalmente, é produzida a um ritmo bastante constante pelo organismo, dependendo da massa muscular.
- A creatinina é filtrada mas não é reabsorvida pelos rins.
- Gama normal: 0,8 - 1,3 mg/dl nos homens e 0,6 - 1 mg/dl nas mulheres.
- Não aumentado acima do normal até TFG < 50 ml/min
- Os métodos mais utilizados para a determinação da creatinina sérica baseiam-se na reação de Jaffe. A reação ocorre entre a creatinina e o ião picrato formado em meio alcalino (picrato de sódio): desenvolve-se uma solução vermelho-alaranjada que é lida colorimetricamente a 520 nm
- Aumento da creatinina sérica:
  - Função renal comprometida
  - Dieta muito potente
  - Medicamentos: probenecida, cimetidina, triamtereno, trimetoprim, amilorida

Ureia no sangue

- A ureia é o principal produto final azotado do catabolismo das proteínas e dos aminoácidos, produzido pelo fígado e distribuído pelo fluido intracelular e extracelular.
- A ureia é filtrada livremente pelos glomérulos.
- Muitas doenças renais com várias lesões glomerulares, tubulares, intersticiais ou vasculares podem causar um aumento da concentração de ureia no plasma.
- O intervalo de referência da ureia sérica de adultos saudáveis é de 10-40 mg/dl método de berthelot :
- Ureia + H20 Urease ----------> Amoníaco + CO2
- Amoníaco + Cromogénio fenólico + Hipoclorito -----------> complexo de cor verde cuja absorvância é lida a 570nm

Ácido úrico sérico

- No ser humano, o ácido úrico é o principal produto do catabolismo dos nucleósidos de purina, a adenosina e a guanosina.
- A produção excessiva de ácido úrico pode resultar do aumento da síntese dos precursores das purinas
- Nos seres humanos, aproximadamente 75% do ácido úrico excretado é perdido na urina, a maior parte do restante é secretado no TGI
- A hiperuricemia é definida por concentrações de ácido úrico no soro ou no plasma superiores a 7,0 mg/dl (0,42 mmol/L) nos homens ou superiores a 6,0 mg/dl (0,36 mmol/L) nas mulheres.

Teste da função glomerular:

- A taxa de filtração glomerular é a melhor medida da função glomerular.
- A taxa de filtração glomerular normal é de aproximadamente 125 ml/min
- Quando a TFG diminui para 30% do normal → insuficiência renal moderada. Os doentes permanecem assintomáticos, havendo apenas evidência bioquímica de uma diminuição da TFG.
- À medida que a TFG diminui mais → insuficiência renal grave caracterizada por manifestações clínicas profundas de uremia e anomalias bioquímicas, como acidemia; sobrecarga de volume; e manifestações neurológicas, cardíacas e respiratórias
- Quando a TFG é 5% a 10% do normal → ESRD

Depuração: A depuração é definida como o volume de plasma que seria completamente eliminado de uma substância por minuto.

- A depuração renal é definida como o volume de plasma a partir do qual a substância é completamente eliminada pelos rins por minuto (ml/min).
- Folga = U x V

P

- Onde, U = Concentração da substância na urina (mg/dl)
- V = Volume de urina excretada (ml/min)
- P = Concentração da substância no plasma (mg/dl)

➢ A taxa máxima a que o plasma pode ser eliminado de qualquer substância é igual à taxa de filtração glomerular.

Depuração da creatinina:

➢ Uma estimativa simples e económica da taxa de filtração glomerular à cabeceira.
➢ TFG= Ccr = {Ucr * Caudal urinário (ml/min)} / Pcr

Normal 100-120ml/min
Dec. Reserva renal 60-100ml/min
Insuficiência renal ligeira 40-60ml/min
Insuflação moderada. 25-40ml/min
Insuficiência renal <25ml/min
ESRD <10ml/min

Teste de depuração da creatinina:

➢ A creatinina é um produto excretor derivado do fosfato de creatina.
➢ A excreção de creatinina é bastante constante e não é influenciada pelo metabolismo do corpo ou por factores alimentares.
➢ A creatinina é filtrada pelos glomérulos e apenas marginalmente segregada pelos túbulos.
➢ A depuração da creatinina pode ser definida como o volume (ml) de plasma que seria completamente depurado de creatinina por minuto.

Procedimento:

No método tradicional, estima-se o teor de creatinina de uma colheita de urina de 24 horas e a concentração plasmática nesse período

A depuração da creatinina (C) pode ser calculada da seguinte forma:

$$Cl = \frac{U\,X\,V}{P}$$

U = Concentração de creatinina na urina.

V = débito urinário em ml/min (volume de urina de 24 horas dividido por 24 x 60)

P = Concentração de creatinina

Valores de referência:

➢ O intervalo normal da depuração da creatinina é de cerca de 120-145 ml/min.
  - Estes valores são ligeiramente inferiores nas mulheres
➢ Gama normal de creatinina sérica:
  - o Homem adulto: 0,7-1,4 mg/dl

  - Mulher adulta: 0,6-1,3 mg/dl
  - Crianças: 0,5-1,2 mg/dl
- Fórmula de CockroftGault
  Clearance de creatinina = (140-idade) × peso em kg / S.creat. × 72
  (multiplicado por 0,85 para as mulheres)

Coeficiente de creatinina:

- É a creatinina urinária expressa em mg/kg de peso corporal.
- O valor é elevado na distrofia muscular.
- A gama normal é de 20-28 mg/kg para os homens e 15-21mg/kg para as mulheres.

Depuração da ureia:

- A depuração da ureia é definida como o volume (ml) de plasma que seria completamente depurado de ureia por minuto.
- É calculado pela fórmula.

$$C_m = \frac{U X V}{P}$$

Cm=Depuração máxima da ureia.
U = concentração de ureia na urina (mg/dl).
V = Urina excretada por minuto em ml.
P = Concentração de ureia no plasma

- Nível normal de ureia no sangue: 20-40 mg/dl

Teste da função tubular

Teste de concentração na urina:

- A ingestão de líquidos é suspensa durante 15 horas
- Colheita de urina de manhã cedo
- A gravidade específica é medida
- Se a gravidade específica for superior a 1,025, a capacidade de concentração renal é considerada normal. Caso contrário, indica uma insuficiência renal.
- Clinicamente, a perda de capacidade de concentração manifesta-se por noctúria (urina durante a noite)

Teste de diluição da urina:

- A bexiga é esvaziada.
- São administrados 1000-1200 ml de água ao doente.
- A amostra de urina é recolhida de hora a hora durante as 4 horas seguintes
- A gravidade específica é medida.

Teste de carga ácida

- O teste de carga ácida é utilizado para o diagnóstico de acidose tubular renal. O cloreto de amónio é administrado por via oral numa cápsula de gelatina (.1g/kg)
  O cloreto de amónio dissocia-se em:
  A urina é recolhida 2-8 horas após a ingestão.

pH inferior a 5,5- Normal
pH entre 5,5-7- Acidose tubular renal

Ensaio do fenol sulfoftaleína:

- Corante não tóxico.
- Excretado pelos rins.
- Injeção intravenosa de 6 mg de PSP por ml de soro fisiológico.
- A amostra de urina é recolhida aos 15, 30, 60 e 120 minutos.
- Uma excreção inferior a 23% numa amostra de urina de 15 minutos indica uma função excretora renal diminuída.

Teste para medir o fluxo plasmático renal
Teste do para-amino hippurato:

- A depuração da HAP é definida como a quantidade de plasma que passa através dos rins.
- Uma quantidade conhecida de PAH é injectada no organismo.
- Concentração de PAH no plasma e na urina volume de urina excretada RPF=UV/P
- Valor normal 700ml/min.

TESTES DE FUNÇÃO HEPÁTICA

Introdução

- O fígado é o maior órgão interno do corpo.
- Situa-se abaixo do diafragma no quadrante superior direito da cavidade abdominal e estende-se aproximadamente desde a quinta costela direita até ao bordo inferior da caixa torácica.
- O fígado está dividido num lobo direito e num lobo esquerdo, separados pelo ligamento falciforme. O direito é muito maior do que o esquerdo.

Funções do fígado:

- O fígado desempenha um número surpreendentemente grande de tarefas que afectam todos os sistemas do corpo.
- O fígado tem dois canais que podem fornecer oxigénio e nutrientes: a artéria hepática e a veia porta hepática.
- O canal correspondente é a veia hepática e os canais biliares.

- As células funcionais do fígado são conhecidas como hepatócitos, que têm uma capacidade única de se reproduzirem em resposta a lesões hepáticas.
- A regeneração do fígado pode ocorrer após a remoção cirúrgica de uma parte do fígado ou após lesões que destroem partes do fígado.
- Embora a capacidade do fígado de reagir aos danos e de se reparar a si próprio seja notável, as agressões repetidas podem provocar insuficiência hepática e morte.

1 Função excretora: os pigmentos biliares, os sais biliares e o colesterol são excretados na bílis para o intestino.
2 Função metabólica: o fígado participa ativamente nos metabolismos dos hidratos de carbono, dos lípidos, das proteínas, dos minerais e das vitaminas.
3 Função hematológica: o fígado também produz factores de coagulação como o fator V, VII. O fibrinogénio envolvido na coagulação do sangue também é sintetizado no fígado. Sintetiza as proteínas plasmáticas e a destruição dos eritrócitos.
4 Funções de armazenamento: o glicogénio, as vitaminas A, D e B12 e o oligoelemento ferro são armazenados no fígado.
5 Funções de proteção e desintoxicação: O amoníaco é desintoxicado em ureia. As células de Kupffer do fígado efectuam a fagocitose para eliminar compostos estranhos. O fígado é responsável pelo metabolismo dos xenobióticos.

Qual é o objetivo das análises de função hepática?

- As provas de função hepática, por si só, não fornecem ao médico informações completas, mas, em combinação com uma história clínica cuidadosa e um exame físico (em especial, ecografia e tomografia computorizada), podem contribuir para um diagnóstico preciso da doença hepática específica.
- Diferentes testes mostrarão anormalidades em resposta a
  - ✓ Inflamação do fígado
  - ✓ Lesões hepáticas devidas a drogas, álcool, toxinas, vírus
  - ✓ Mau funcionamento do fígado devido ao bloqueio do fluxo da bílis
  - ✓ Cancros do fígado

Classificação dos testes das funções hepáticas

Classificados de acordo com as principais funções do fígado:

- Excreção: Medição dos pigmentos biliares, sais biliares.
- Enzimas séricas: Transaminase (ALT, AST), fosfato alcalino (ALP),
  - 5'-nucleotidase, isoenzima LDH.
- Função sintética: Tempo de protrombina, albumina sérica.
- Capacidade metabólica: Tolerância à galactose e depuração de antipirina
- Desintoxicação: Teste do ácido hipúrico

Testes de função excretora

Bilirrubina sérica

A bilirrubina é o principal pigmento biliar que se forma a partir da decomposição do heme nos glóbulos vermelhos. O heme decomposto desloca-se para o fígado, onde é segregado na bílis pelo fígado. Normalmente, uma pequena quantidade de bilirrubina circula no sangue. A bilirrubina sérica é considerada um verdadeiro exame da função hepática, pois reflete a capacidade do fígado de absorver, processar e secretar bilirrubina na bile.

A. Bilirrubina indireta: (0,3 - 1,2 mg/dl)
B. Bilirrubina direta: (≤ 0,4 mg/dl)
C. Bilirrubina total: (0,3 - 1,2 mg/dl.

A bilirrubina, um produto de degradação da hemoglobina, é o pigmento predominante na bile. A conjugação e a excreção eficazes da bilirrubina dependem da função hepatobiliar e da taxa de renovação das hemácias. Os níveis séricos de bilirrubina são apresentados como bilirrubina total (conjugada e não conjugada) e como bilirrubina direta (apenas conjugada). A bilirrubina é libertada pela degradação da hemoglobina e liga-se à albumina como bilirrubina indireta insolúvel em água (bilirrubina não conjugada), que não é filtrada pelo glomérulo. A bilirrubina não conjugada viaja para o fígado, onde é separada da albumina, conjugada com diglucuronídeo e depois ativamente segregada na bílis como bilirrubina conjugada (bilirrubina direta), que é filtrada pelo glomérulo. Um aumento da bilirrubina sérica resulta em iterícia devido à deposição de bilirrubina nos tecidos.

Existem três causas principais para o aumento da bilirrubina sérica:

1. A hemólise aumenta a bilirrubina total, a bilirrubina direta (conjugada) está normalmente normal ou ligeiramente aumentada. A cor da urina é normal e não é encontrada bilirrubina na urina.
2. A obstrução biliar, que pode ser intra-hepática (como no caso de uma reação à clorpromazina) ou extra-hepática (como no caso de um cálculo biliar), aumenta a bilirrubina total e a bilirrubina direta; a colestase intra-hepática (por exemplo, devido à clorpromazina) também pode aumentar a bilirrubina direta. A cor da urina é escura e a bilirrubina está presente na urina.
3. A necrose das células hepáticas, como ocorre na hepatite viral, pode causar um aumento da bilirrubina direta e da bilirrubina indireta. A cor da urina é escura, a bilirrubina está presente na urina.

Enzimas séricas

1. Fosfatase alcalina (35-105 U/L)
   A. A ALP é produzida no fígado e nos ossos.
   B. Os níveis séricos de ALP são particularmente sensíveis à obstrução biliar parcial ou ligeira, ou intra-hepática, que provocam um aumento dos níveis.
   C. O aumento da atividade osteoblástica, o hiperparatiroidismo, a osteomalácia e outros, também aumentam os níveis séricos de ALP.

2. Aspartato Aminotransferase (5-37 U/L)
   A. A AST é também conhecida como transaminase glutâmico-oxaloacética sérica (SGOT).
   B. A AST encontra-se em vários órgãos, principalmente nos tecidos do coração e do fígado e, em menor grau, no músculo esquelético, no tecido renal e no tecido pancreático,
   C. Os níveis de ALT estão acentuadamente aumentados na hepatite aguda; estão ligeiramente aumentados na cirrose e no fígado gordo.
   D. Os níveis também aumentam com a congestão passiva do fígado, como ocorre na insuficiência cardíaca congestiva.
3. Alanina Aminotransferase (5-40 U/L)
   A. A ALT é também conhecida como transaminase glutâmico-pirúvica sérica (SGPT).
   B. A ALT encontra-se no fígado, com quantidades menores no coração, nos músculos esqueléticos e nos rins.
   C. A ALT é menos sensível do que a AST, sendo necessária uma lesão hepática extensa ou grave para que se produzam níveis anormalmente elevados.
4. Lactato desidrogenase (135-225 U/L)
   A. A LDH catalisa a interconversão do lactato e do piruvato e representa um grupo de enzimas presentes em quase todas as células metabolizadoras.
   B. As isoenzimas da LDH incluem a LDH1, a LDH2 (presente no coração), a LDH3 (presente nos pulmões) e a LDH4 e a LDH5 (presentes no fígado e nos músculos esqueléticos).
   C. O padrão de distribuição dos isoenzimas da LDH pode ajudar no diagnóstico de enfarte do miocárdio, doença hepática e doença pulmonar.
5. Gama-Glutamil Transpeptidase (10-66 U/L)
   A. A gama-glutamil transpeptidase está presente em elevada concentração no fígado, nos rins e no pâncreas.
   B. É um indicador sensível de doença hepatobiliar, mas não diferencia um distúrbio colestático de uma doença hepatocelular.
   C. Pode também estar elevada na doença hepática alcoólica, hepatite, cirrose, pancreatite e insuficiência cardíaca congestiva.
   D. Os níveis séricos da atividade da gama-glutamil transpeptidase podem ser aumentados por indução enzimática por certos medicamentos, como a fenitoína, a fenobarbitona e a rifampicina.

Testes de função sintética:

Tempo de protrombina

A protrombina é uma proteína plasmática que é convertida em trombina durante a coagulação do sangue.

A protrombina é formada no fígado a partir da "pré-protrombina" inativa na presença de vitamina K.

Na presença de vitamina K

Prothrombin ---------------------------> **Thrombin**

Ca2+. PL

Valor normal: 10-15 segundos

This test may be done:

- When a person has a bleeding problem
- To monitor a person who is taking blood-thinning medicine
- Before surgery to make sure a person will not bleed too much during the operation.

High PT values may occur when a person:

- is taking blood-thinning medicines like warfarin
- is taking other medicines, such as certain antibiotics, that interfere with the test
- has severe liver disease
- has disseminated intravascular clotting, a complex blood disorder that occurs when clotting mechanisms are activated throughout the body
- has certain rare. inherited bleeding disorders

Os valores anormalmente baixos do TP não são normalmente significativos. No entanto, podem ocorrer em

✓ Cancro

✓ Coágulos sanguíneos

✓ Está a tomar certos medicamentos, como pílulas anticoncepcionais

Proteínas séricas (6-8 G/Dl)

As principais proteínas séricas medidas são a albumina e as globulinas.

1. O valor normal da albumina e da globulina varia entre 4-6 g/dl e 23-35 g/dl, respetivamente.
2. O valor normal do rácio albumina-globulina é de 0,8 - 2,0.
3. A albumina mantém a pressão oncótica sérica e serve como agente de transporte. Como é produzida principalmente pelo fígado, a doença hepática pode diminuir os níveis de albumina.
4. Uma diminuição dos níveis de albumina resulta normalmente em edema.
5. Um aumento da albumina sérica é raro e pode ser o resultado de desidratação e choque.
6. Uma diminuição dos níveis de albumina resulta normalmente num aumento compensatório da produção de globulina.
7. As globulinas funcionam como agentes de transporte e desempenham um papel em determinados mecanismos imunológicos.

Alterações induzidas por medicamentos nos testes de função hepática

MARCADOR	DROGAS

Hepatocelular: ALT elevada	Acarbose, Acetaminofeno, Alopurinol, Amiodarona, Medicamentos ART, Bupropiona, Fluoxetina, Germander, Extrato de chá verde, Baclofeno, Isoniazida, Kava, Cetoconazol, Lisinopril, Losartan, Metotrexato, AINEs, Omeprazol, Paroxetina, Pirazinamida, Rifampina, Risperidona, Sertralina, Estatinas, Tetraciclinas, Trazodona, Trovafloxacina, Valproato
Colestática: Elevação da fosfatase alcalina e da bilirrubina total	Amoxicilina/clavulanato, Esteróides anabolizantes, Clorpromazina, Clopidogrel, Contraceptivos orais, Eritromicinas, Estrogénios, Irbesartan, Mirtazapina, Fenotiazinas, Terbinafina, Antidepressivos tricíclicos
Misto: Elevação da fosfatase alcalina e da ALT	Amitriptilina, Azatioprina, Captopril, Carbamazepina, Clindamicina, Ciproheptadina, Enalapril, Nitrofurantoína, Fenobarbital, Fenitoína, Sulfonamidas, Trazodona, Trimetoprim/sulfametoxazol, Verapamil

TESTES DE FUNÇÃO CARDÍACA

Introdução

O coração é um órgão muscular do tamanho de um punho fechado. Funciona como a bomba circulatória do corpo. Recebe o sangue desoxigenado através das veias e envia-o para os pulmões para ser oxigenado antes de o bombear para as várias artérias. O coração está situado na cavidade torácica, medialmente aos pulmões e posteriormente ao esterno. Na sua extremidade superior, a base do coração está ligada à aorta, às artérias e veias pulmonares e à veia cava. A extremidade inferior do coração, conhecida como ápice, repousa logo acima do diafragma.

Anatomia do coração:

-O coração situa-se no interior de uma cavidade cheia de líquido chamada cavidade pericárdica

-As paredes e o revestimento da cavidade pericárdica são constituídos por uma membrana especial denominada pericárdio. O pericárdio tem 2 camadas

- **Camada visceral** que cobre o exterior do coração.
- **Camada parietal** que forma um saco à volta do exterior da cavidade pericárdica.

Estrutura da parede do coração:

A parede do coração é composta por 3 camadas:

- Epicárdio
- Miocárdio

- Endocárdio.

Câmaras cardíacas

Tem quatro câmaras

- A aurícula direita recebe o sangue das veias e bombeia-o para o ventrículo direito.
- O ventrículo direito recebe o sangue da aurícula direita e bombeia-o para os pulmões, onde é carregado com oxigénio.
- A aurícula esquerda recebe o sangue oxigenado dos pulmões e bombeia-o para o ventrículo esquerdo.
- O ventrículo esquerdo (a câmara mais forte) bombeia sangue rico em oxigénio para o resto do corpo. As contracções vigorosas do ventrículo esquerdo criam a nossa pressão arterial.
  As artérias coronárias correm ao longo da superfície do coração e fornecem sangue rico em oxigénio ao músculo cardíaco. Uma rede de tecido nervoso também atravessa o coração, conduzindo os sinais complexos que governam a contração e o relaxamento

Válvulas do coração:

As válvulas atrioventriculares estão localizadas no meio do coração, entre as aurículas e os ventrículos, e só permitem que o sangue flua das aurículas para os ventrículos.

as válvulas semilunares, assim chamadas devido à forma de lua crescente das suas cúspides, estão localizadas entre os ventrículos e as artérias que transportam o sangue para fora do coração.

Som do coração:

As bulhas cardíacas são os ruídos gerados pelo batimento do coração e pelo fluxo de sangue que o atravessa. Na auscultação cardíaca, o examinador pode utilizar o estetoscópio para ouvir estes sons únicos e distintos que fornecem dados auditivos importantes sobre o estado do coração.

O primeiro som do coração ou S_1 forma o "lub" de "lub-dub"

- É causada pelo encerramento das válvulas atrioventriculares, ou seja, tricúspide e mitral, no início da contração ventricular ou sístole.

O segundo som do coração ou s_2 forma o "dub" de "lub-dub"

- É causada pelo encerramento das válvulas semilunares (a válvula aórtica e a válvula pulmonar) no final da sístole ventricular e no início da diástole ventricular.

Terceiro som cardíaco ou S_3 também chamado de galope protodiastólico, galope ventricular ou galope de "Kentucky".

- Ocorre no início da diástole após S2 e é mais grave do que S1 ou S2, pois não é de origem valvular.

Quarto som do coração ou S4

- Quando audível num adulto, é designado por galope pré-sistólico ou galope auricular. Este galope é produzido pelo som do sangue a ser forçado para dentro de um ventrículo rígido ou hipertrófico.

CORAÇÃO DE MURMÚRIO :

- Os sopros cardíacos são produzidos em resultado de um fluxo turbulento de sangue suficientemente forte para produzir um ruído audível. Normalmente, são ouvidos como um som de "zumbido".
- A regurgitação através da válvula mitral é, de longe, o sopro mais frequentemente ouvido, produzindo um sopro pan-sistólico/holossistólico
- A estenose das válvulas aórticas é um sopro de ejeção sistólica. É mais comum em adultos mais velhos ou em indivíduos com uma válvula aórtica de dois e não de três folhetos.
- Outros sopros audíveis estão associados a aberturas anormais entre o ventrículo esquerdo e o coração direito ou das artérias aórtica ou pulmonar para uma câmara cardíaca de pressão mais baixa.

❖ ELECTROCARDIOGRAFIA

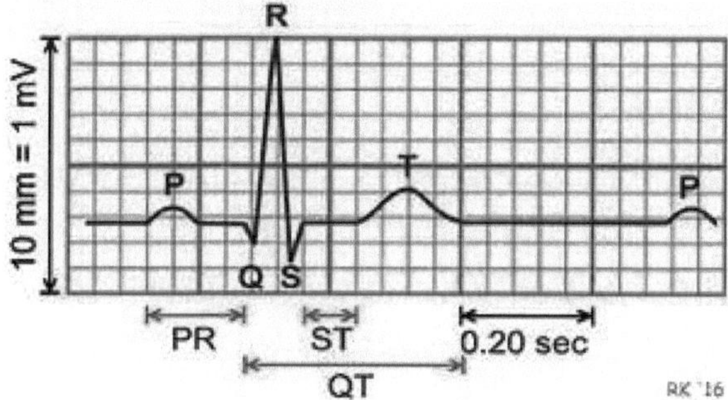

É o instrumento de diagnóstico utilizado para medir a atividade eléctrica do coração. A atividade eléctrica do coração produz correntes que se irradiam através do tecido circundante até à pele. Quando os eléctrodos são fixados à pele, detectam essas correntes eléctricas e transmitem-nas a um monitor de ECG. As correntes são então transformadas em formas de onda que representam o ciclo de despolarização e repolarização do coração. Um ECG mostra a sequência precisa de eventos eléctricos que ocorrem nas células cardíacas ao longo desse processo.

A onda p:

A onda P é o primeiro componente de uma forma de onda normal de ECG. Ela representa a despolarização atrial - condução de um impulso elétrico através dos átrios. Ao avaliar uma onda P, observe atentamente suas caraterísticas, especialmente sua localização, configuração e deflexão.

Uma onda P normal tem as seguintes caraterísticas:

localização - precede o complexo QRS
amplitude -2 a 3 mm de altura
duração -0,06 a 0,12 segundos configuração - geralmente arredondada e vertical

Os Ps estranhos

- As ondas P pontiagudas, entalhadas ou alargadas podem representar hipertrofia ou alargamento auricular associado a doença pulmonar obstrutiva crónica, embolia pulmonar, doença valvular ou insuficiência cardíaca.
- Quando uma onda P sinusal vertical se torna invertida, considerar a condução retrógrada ou reversa como possíveis condições.
- A ausência de ondas P pode significar condução por outra via que não o nódulo SA, como num ritmo juncional ou de fibrilhação auricular.

O intervalo PR

- O intervalo PR acompanha o impulso atrial desde os átrios através do nó AV, do feixe de His e dos ramos direito e esquerdo do feixe.
- Ao avaliar um intervalo de relações públicas, deve ter-se especialmente em conta a sua duração.
- Alterações no intervalo PR indicam uma alteração na formação do impulso ou um atraso na condução, como ocorre no bloqueio AV. Um intervalo PR normal tem as seguintes caraterísticas (a amplitude, a configuração e a deflexão não são medidas)
  -Localização - do início da onda P ao início do complexo QRS
  -Duração -0,12 a 0,20 segundos.

O mais curto e o mais longo

Os intervalos PR curtos (inferiores a 0,12 segundos) indicam que o impulso teve origem noutro local que não o nódulo SA. Intervalos PR prolongados podem representar um atraso na condução através dos átrios ou da junção AV devido à toxicidade da digoxina ou à lentidão do bloqueio cardíaco relacionada com isquemia ou doença do tecido de condução.

O complexo QRS

O complexo QRS segue a onda P e representa a despolarização dos ventrículos. Imediatamente após a despolarização dos ventrículos, representada pelo complexo QRS, eles se contraem. Essa contração ejecta o sangue dos ventrículos e bombeia-o através das artérias, criando um pulso.

- Localização - segue o intervalo PR
- Amplitude - entre 5 e 30 mm de altura, mas difere consoante o cabo utilizado

- Duração - 0,06 a 0,10 segundos, ou metade do intervalo PR. A duração é medida desde o início da onda Q até ao fim da onda S ou desde o início da onda R se a onda Q estiver ausente.
- A configuração consiste na onda Q (a primeira deflexão negativa após a onda P), na onda R (a primeira deflexão positiva após a onda P ou a onda Q) e na onda S (a primeira deflexão negativa após a onda R)...

Profundo e largo

Ondas Q profundas e largas podem representar infarto do miocárdio. Nesse caso, a amplitude da onda Q é 25% da amplitude da onda R, ou a duração da onda Q é de 0,04 segundo ou mais. Uma onda R entalhada pode significar um bloqueio de ramo. Um complexo QRS alargado (superior a 0,12 segundos) pode significar um atraso na condução ventricular. Um complexo QRS ausente pode indicar bloqueio AV ou paragem ventricular.

O segmento ST

O segmento ST representa o fim da condução ventricular ou despolarização e o início da recuperação ventricular ou repolarização. O ponto que marca o final do complexo QRS e o início do segmento ST é conhecido como *ponto J.*

Normal ST

Prestar especial atenção à deflexão de um segmento ST. Um segmento ST normal tem as seguintes caraterísticas (amplitude, duração e configuração não são observadas):

- Localização - estende-se desde a onda S até ao início da onda T
- Deflexão - geralmente isoeléctrica (nem positiva nem negativa); pode variar de -0,5 a +1 mm em algumas derivações precordiais.

ST não tão normal

Uma alteração no segmento ST pode indicar lesão do miocárdio. Um segmento ST pode tornar-se elevado ou deprimido.

A onda T

A onda T representa a recuperação ou repolarização ventricular. Ao avaliar uma onda T, observe a amplitude, a configuração e a deflexão. As ondas T normais têm as seguintes caraterísticas (a duração não é medida):

- Localização - segue a onda S
- Amplitude-0,5 mm nas derivações I, II e III e até 10 mm nas derivações precordiais
- Configuração - tipicamente redonda e lisa
- Deflexão - geralmente vertical nas derivações I, II e V3 a V6; invertida na derivação a VR; variável em todas as outras derivações.

Ts altos, invertidos ou pontiagudos

Ondas T altas, com picos ou com tendas indicam lesão miocárdica ou hipercalemia. Ondas T invertidas nas derivações I, II ou V3 a V6 podem representar isquemia miocárdica. Ondas T fortemente entalhadas ou pontiagudas em um adulto podem significar pericardite.

O intervalo QT

O intervalo QT mede a despolarização e a repolarização ventricular. A duração do intervalo QT varia de acordo com a frequência cardíaca. Quanto mais rápida for a frequência cardíaca, mais curto é o intervalo QT. Ao verificar o intervalo QT, observe atentamente a duração. Um intervalo QT normal tem as seguintes caraterísticas

- Localização - estende-se desde o início do complexo QRS até ao fim da onda T
- Duração - varia de acordo com a idade, sexo e frequência cardíaca; geralmente dura de 0,36 a 0,44 segundos; não deve ser maior do que metade da distância entre ondas R consecutivas quando o ritmo é regular.

A importância do QT

O intervalo QT indica o tempo necessário para o ciclo de despolarização-repolarização ventricular. Uma anormalidade na duração pode indicar problemas no miocárdio. Intervalos QT prolongados indicam que o período refratário relativo é mais longo. Um intervalo QT prolongado aumenta o risco de uma arritmia com risco de vida, conhecida como *torsades de pointes*.

A onda U

A onda U representa o período de recuperação das fibras de Purkinje ou de condução ventricular. Não está presente em todas as faixas de ritmo.

- Localização - segue a onda T
- Configuração - tipicamente vertical e arredondada
- Deflexão-direita.

A onda U pode não aparecer no ECG. Uma onda U proeminente pode ser devida a hipercalcemia, hipocalemia ou toxicidade por digoxina

Monitorização Holter ECG

O monitor Holter é um tipo de eletrocardiograma (ECG) portátil. Regista a atividade eléctrica do coração de forma contínua durante 24 horas ou mais, enquanto não está no consultório do médico.

Necessidade

- Para avaliar a dor torácica que não pode ser reproduzida com testes de exercício
- Para avaliar outros sinais e sintomas que possam estar relacionados com o coração, como cansaço, falta de ar, tonturas ou desmaios

- Para identificar batimentos cardíacos irregulares ou palpitações
- Para avaliar o risco de futuros acontecimentos relacionados com o coração em determinadas condições, como a cardiomiopatia hipertrófica (paredes do coração espessadas), após um ataque cardíaco que causou fraqueza do lado esquerdo do coração, ou a síndrome de Wolff-Parkinson-White (em que existe uma via de condução eléctrica anormal no coração)
- Para ver se o pacemaker está a funcionar bem
- Para determinar se o tratamento das arritmias complexas está a funcionar bem

Enzimas cardíacas:

Enzimas cardíacas (nome antigo), ou biomarcadores cardíacos (nome novo), são análises ao sangue utilizadas para detetar lesões das células do músculo cardíaco. Estas análises são mais úteis no diagnóstico de enfartes do miocárdio (ataques cardíacos), mas também estão a ser utilizadas para detetar lesões das células cardíacas provocadas por outras causas, como lesões traumáticas ou miocardite Os biomarcadores cardíacos são proteínas das células do músculo cardíaco que se libertam para a corrente sanguínea após uma lesão do músculo cardíaco.

- **Mioglobina**
- **LDH**
- **CPK**
- **Troponina**
- **SGOT**

Mioglobina:

A mioglobina é uma proteína heme encontrada no músculo esquelético e cardíaco que tem atraído um interesse considerável como marcador precoce de enfarte. O seu baixo peso molecular é responsável pelo seu perfil de libertação precoce: a mioglobina aumenta tipicamente 2-4 horas após o início do enfarte, atinge um pico às 6-12 horas e regressa ao normal dentro de 24-36 horas.

Estão disponíveis ensaios rápidos de mioglobina, mas, de um modo geral, têm uma falta de especificidade cardiológica. A colheita de amostras em série a cada 1-2 horas pode aumentar a sensibilidade e a especificidade; um aumento de 25-40% em 1-2 horas é fortemente sugestivo de enfarte agudo do miocárdio

Implicações clínicas:

- A principal vantagem da mioglobina como marcador cardíaco é o facto de ser libertada das células danificadas mais cedo do que outros marcadores cardíacos, permitindo uma deteção mais precoce do IAM.
- Não é utilizado pela maioria dos hospitais para a avaliação da dor torácica devido à sua fraca especificidade clínica

Desidrogenase láctica:

- Uma enzima intracelular presente em quase todas as células metabolizadoras do corpo.
- A concentração mais elevada encontra-se no coração, músculo esquelético, fígado, rim, cérebro e eritrócitos.
- Existem 5 tipos de LDH.
- LD 1 e LD 2 localizados no coração, hemácias e rins. LD 3 nos pulmões. LD 4 e LD 5 no fígado, pele e músculos esqueléticos.

Valores normais:

- Homens- 82- 285 U/L
- Mulheres - 103-227 U/L
- Níveis aumentados de LDH observados no enfarte do miocárdio e no enfarte pulmonar.

Implicações clínicas:

- Os níveis elevados ocorrem nas 36-55 horas após o enfarte e mantêm-se durante mais tempo do que as elevações da SGOT ou da CPK (3-10 dias)
- No enfarte pulmonar, o aumento da LDH ocorre nas 24 horas seguintes ao início da dor. O padrão de SGOT normal e níveis elevados de LDH 1-2 dias após um episódio de dor torácica - enfarte pulmonar.

Creatinina quinase:

Antes da introdução das troponinas cardíacas, o marcador bioquímico de eleição para o diagnóstico de enfarte agudo do miocárdio era a isoenzima CK-MB. O critério mais comummente utilizado para o diagnóstico de enfarte agudo do miocárdio era o de 2 elevações seriadas acima do nível de corte diagnóstico ou um único resultado superior a duas vezes o limite superior do normal. Embora a CK-MB esteja mais concentrada no miocárdio, também existe no músculo esquelético e ocorrem elevações falso-positivas numa série de situações clínicas, incluindo traumatismo, esforço intenso e miopatia. A CK-MB aparece pela primeira vez 4-6 horas após o início dos sintomas, atinge o pico às 24 horas e volta ao normal em 48-72 horas. O seu valor no diagnóstico precoce e tardio (>72 h) do enfarte agudo do miocárdio é limitado. No entanto, a sua cinética de libertação pode ajudar no diagnóstico de reinfarto se os níveis aumentarem após um declínio inicial após um enfarte agudo do miocárdio.

Valor normal:

- Homem- 5-35mcg/ml
- Feminino-5-25mcg/ml
- Recém-nascido- 10-300IU/L
- Três isoenzimas - CK-BB no tecido cerebral, CK-MM no músculo esquelético e CK-MB no músculo cardíaco.

Implicações clínicas:

- CPK elevada em enfarte agudo do miocárdio, doença do músculo esquelético, injecções IM, etc.

Troponina:

As troponinas são proteínas reguladoras presentes no músculo esquelético e cardíaco. Foram identificadas três subunidades: troponina I (TnI), troponina T (TnT) e troponina C (TnC). Os genes que codificam as isoformas esquelética e cardíaca da TnC são idênticos; portanto, não existe diferença estrutural entre elas. No entanto, as subformas esquelética e cardíaca da TnI e da troponina TnT são distintas, e os imunoensaios foram concebidos para as diferenciar.

Valor normal:

- Troponina <0,01ng/ml

Implicações clínicas:

- A troponina é a primeira substância elevada do que quaisquer outras enzimas.
- Troponina utilizada para determinar o tamanho do enfarte.
- O valor elevado inclui enfarte agudo, embolia pulmonar, insuficiência cardíaca.

AST/SGOT:-

Valor normal:-

- Homens- 14-20 U/L
- Mulheres-10-36 U/L
- Apresenta uma elevação 8-12 horas após o enfarte.

Implicações clínicas:

- Os níveis aumentados de AST ocorrem no enfarte do miocárdio
- Aumento de 4 a 10 vezes do valor normal.
- O nível de AST atinge um pico em 24 horas e regressa ao normal nos dias 3-7 após o IM.
- O aumento secundário dos níveis de AST sugere extensão ou recorrência do enfarte do miocárdio.

❖ Ecocardiografia:

- A ecocardiografia ou eco é um exame indolor que utiliza ondas sonoras para criar imagens em movimento do coração. As imagens mostram o tamanho e a forma do coração.
- A ecografia também pode identificar áreas do músculo cardíaco que não se estão a contrair bem devido a um fluxo sanguíneo deficiente ou a lesões provocadas por um ataque cardíaco anterior.

- A ecografia pode detetar possíveis coágulos sanguíneos no coração, acumulação de líquido no pericárdio (o saco que envolve o coração) e problemas na aorta.

TIPOS

- Ecocardiograma transtorácico (ETT). Este é o tipo mais comum. As imagens do coração são obtidas deslocando o transdutor para diferentes locais do tórax ou da parede abdominal. É utilizado para encontrar defeitos cardíacos congénitos, enfarte do miocárdio, causas de insuficiência cardíaca, derrame pericárdico e espessamento do pericárdio.
- Ecocardiograma de esforço. Durante este exame, é feito um ecocardiograma antes e depois de o coração ser sujeito a esforço, quer através de exercício físico, quer através da injeção de um medicamento que faz o coração bater mais forte e mais depressa. O ecocardiograma de esforço é geralmente efectuado para detetar uma diminuição do fluxo sanguíneo para o coração (DAC).
- Ecocardiograma com Doppler. Este exame é utilizado para observar a forma como o sangue flui através das câmaras cardíacas, das válvulas cardíacas e dos vasos sanguíneos. O movimento do sangue reflecte ondas sonoras para um transdutor. O computador de ultra-sons mede então a direção e a velocidade do sangue que flui através do coração e dos vasos sanguíneos. As medições Doppler podem ser apresentadas a preto e branco ou a cores.
- Ecocardiograma transesofágico (ETE). Para este exame, a sonda é passada pelo esófago em vez de ser deslocada para o exterior da parede torácica. O ETE mostra imagens mais nítidas do coração, porque a sonda está localizada mais perto do coração e porque os pulmões e os ossos da parede torácica não bloqueiam as ondas sonoras produzidas pela sonda. É aplicado um sedativo e um anestésico na garganta para reduzir a dor durante a inserção da sonda. É utilizado para monitorizar a função das válvulas cardíacas artificiais e a função cardíaca durante a cirurgia. Também ajuda no diagnóstico de endocardite.
- O ecocardiograma fetal é utilizado em mulheres grávidas durante as semanas 18 a 22 de gravidez. O transdutor é colocado sobre a barriga da mulher para verificar se o feto tem problemas cardíacos. O exame é considerado seguro para o feto porque não utiliza radiação, ao contrário de um raio X.

cardíaco

É um procedimento utilizado para diagnosticar e tratar doenças cardiovasculares. Durante o cateterismo cardíaco, um tubo comprido e fino chamado cateter é inserido numa artéria ou veia na virilha, no pescoço ou no braço e conduzido através dos vasos sanguíneos até ao coração.

- Angioplastia coronária
- Septostomia por balão
- Estudo de eletrofisiologia ou ablação por cateter

A angiografia coronária é um procedimento que utiliza um corante de contraste, normalmente contendo iodo, e imagens de raios X para detetar bloqueios nas artérias coronárias causados pela acumulação de placas. Este procedimento é utilizado para diagnosticar doença cardíaca coronária e doença microvascular coronária após dor no peito ou paragem cardíaca súbita.

A angioplastia coronária, também designada por intervenção coronária percutânea, é um procedimento utilizado para abrir artérias cardíacas obstruídas. A angioplastia envolve a inserção temporária e a insuflação de um pequeno balão no local onde a artéria está obstruída para ajudar a alargar a artéria.
A angioplastia é frequentemente combinada com a colocação permanente de um pequeno tubo de rede metálica chamado stent para ajudar a manter a artéria aberta e diminuir a probabilidade de voltar a estreitar-se.

Tomografia computorizada

- A tomografia computorizada cardíaca é um exame de imagem indolor que utiliza raios X para obter muitas imagens pormenorizadas do coração e dos vasos sanguíneos.
- Os computadores podem combinar estas imagens para criar um modelo tridimensional (3D) de todo o coração. Este exame imagiológico pode ajudar os médicos a detetar ou avaliar doença cardíaca coronária, acumulação de cálcio nas artérias coronárias, problemas na aorta, problemas na função cardíaca e nas válvulas e doença do pericárdio.
- Este exame também pode ser utilizado para monitorizar os resultados de uma cirurgia de revascularização do miocárdio ou para acompanhar resultados anormais de radiografias do tórax anteriores
- A TC multidetectores é um tipo de scanner de TC muito rápido que pode produzir imagens de alta qualidade do coração a bater e pode detetar cálcio ou bloqueios nas artérias coronárias. Um scanner de TC de feixe de electrões também pode mostrar cálcio nas artérias coronárias.

Imagem por Ressonância Magnética:

A ressonância magnética cardíaca (RM) utiliza um poderoso campo magnético, ondas de rádio e um computador para produzir imagens pormenorizadas das estruturas do coração. É utilizada para diagnosticar defeitos cardíacos congénitos, doença cardíaca coronária, lesões provocadas por um ataque cardíaco, insuficiência cardíaca, defeitos das válvulas cardíacas e inflamação da membrana que envolve o coração (pericardite).

Imagiologia de radionuclídeos:

Na imagiologia por radionuclídeos, é injectada numa veia uma pequena quantidade de uma substância radioactiva (radionuclídeo) chamada marcador. O marcador emite raios gama, que são detectados por uma câmara gama. Um computador analisa esta informação e constrói uma imagem para mostrar as diferentes quantidades de marcador absorvidas pelos tecidos...

- Se as artérias coronárias estiverem estreitadas, é utilizada a imagiologia com radionuclídeos para saber como o estreitamento está a afetar o fornecimento de sangue e a função do coração.
- A imagiologia com radionuclídeos é também utilizada para avaliar a melhoria do fornecimento de sangue ao músculo cardíaco após uma cirurgia de bypass e pode ser utilizada para ajudar a determinar o prognóstico de uma pessoa após um ataque cardíaco.

Teste de esforço cardíaco Testes utilizados em medicina para medir a capacidade de resposta do coração ao stress externo num ambiente clínico controlado.

Tipos de testes de esforço

EXERCÍCIO
- a. Passadeira rolante
- b. Bicicleta

FARMACOLÓGICO
- a. Adenosina
- b. Dipiridamol
- c. Dobutamina
- d. Isoproterenol

Preparação para o teste de esforço

1. O sujeito deve ser instruído para não comer nem fumar pelo menos 2 horas antes do teste.
2. Deve ser evitado um esforço físico invulgar antes do teste.
3. Um interrogatório específico deve determinar quais os medicamentos que estão a ser tomados. Os medicamentos rotulados devem ser trazidos consigo para que os medicamentos possam ser identificados e registados.
4. Devido a um maior potencial de eventos cardíacos com a interrupção súbita dos beta-bloqueadores, estes não devem ser interrompidos automaticamente antes dos testes, mas sim gradualmente sob orientação médica, apenas após consideração do objetivo do teste.

Protocolo da passadeira

Em indivíduos saudáveis, é normalmente utilizado o protocolo padrão de Bruce. O protocolo Bruce de múltiplos estágios de corrida máxima em passadeira tem períodos de 3 minutos para permitir atingir um estado estável antes de a carga de trabalho ser aumentada para o estágio seguinte. Em indivíduos mais velhos ou naqueles cuja capacidade de exercício é limitada por doença cardíaca, o protocolo pode ser modificado por duas fases de aquecimento de 3 minutos a 1,7 mph e 0 por cento de inclinação e 1,7 mph e 5 por cento de inclinação.

Ecocardiografia de esforço:

Compara pré e pós: contratilidade regional, função sistólica global, volumes, gradientes de pressão, pressões de enchimento, pressões pulmonares e função valvular

Eco de esforço com dobutamina

O dipiridamol ou a adenosina podem ser administrados para criar um "roubo" coronário, aumentando temporariamente o fluxo em segmentos não doentes da vasculatura coronária à custa de segmentos doentes. Em alternativa, pode ser administrada uma infusão gradual de dobutamina para aumentar o MVO2

TESTE DA FUNÇÃO TIROIDEIA

Um dos exames laboratoriais endócrinos mais frequentemente solicitados pelos clínicos gerais. Para identificar a doença da tiroide e monitorizar o tratamento, os testes laboratoriais têm de ser sensíveis e precisos.

Indicações para TFT

- Diagnóstico de perturbações da tiroide, com sintomas
- Rastreio de recém-nascidos, para detetar uma tiroide hipoactiva
- Diagnóstico e acompanhamento de problemas de infertilidade feminina
- Monitorizar a terapêutica de substituição da tiroide, no hipotiroidismo
- Ocasionalmente, para avaliar a função da glândula pituitária
- Rastreio de distúrbios da tiroide em adultos, se recomendado
- Ciclos menstruais irregulares, Ganho de peso

Differences between T3 and T4

	T3	T4
Secretion	30 microgram /day	80 microgram /day
Source	20 – 25% by gland 75 - 80% by conversion	Solely by gland
Half-life	1 day	7 days
Potency	3-4 times more potent than T4	Potent
Binding	0.2% in unbound	0.02% in unbound

Hormonas da tiroide:

- Tetraiodotironina / tiroxina (T4)
- Triiodotironina (T3)

Liga-se a:

- Globulina de ligação à tiroxina (TBG)
- Pré-albumina de ligação à tiroxina (TBPA)
- Albumina
- Apolipoproteínas

As fracções livres são metabolicamente activas

Perturbações da tiroide

- Hipertiroidismo - estado de hiperatividade da tiroide
- hipotiroidismo - estado da tiroide pouco ativa

Testes específicos para o estado da tiroide:

- Medir a concentração dos produtos segregados pela glândula tiroide
- Avaliar a integridade do eixo hipotalâmico-hipofisário-tiroideu
- Avaliar a função inerente da glândula tiroide
- Detetar anticorpos contra o tecido da tiroide

Medir a concentração dos produtos segregados pela glândula tiroide

- T4 livre
- T4 sérico total
- Índice de T4 livre
- Absorção de resina T3 no soro
- T3 livre
- T3 sérico total

T3

- Formado a partir de T4, no fígado
- O seu cone. É um reflexo do estado funcional do tecido periférico
- Conversão reduzida observada sob a influência de medicamentos e em doenças graves não tiróideas

Utilizado no diagnóstico de

- Hipertiroidismo T3,
- Detetar a fase inicial do hipertiroidismo, e
- Para indicação do diagnóstico de Thyrotoxicosis factitia.

T4

- Principal produto da glândula tiroide
- Na circulação, mais de 99% encontra-se na forma ligada às proteínas.
- As alterações do estado das proteínas de ligação devem ser consideradas na avaliação da tiroide (devido a preparações que contêm estrogénios, durante a gravidez, na síndrome nefrótica)

Utilizado para a deteção de

- Hipertiroidismo,
- Deteção de hipotiroidismo primário e secundário,
- Monitorização da terapêutica de supressão do TSH.

T4 livre:

- Intervalo de referência: 0,8-2,7nanogramas/dl
- Mede a fração não ligada de T4
- A diminuição do T4 no método de diálise de equilíbrio direto (método) e o aumento da TSH são sugestivos de hipotiroidismo primário
- Um aumento da DED de T4 livre e TSH inferior a 0,01 miliunidades/L é sugestivo de hipertiroidismo não pituitário
- O T4 livre é o componente fisiologicamente ativo da tiroxina não ligado à proteína de transporte
- Em caso de suspeita de perturbação da função tiroideia, mede-se a T4 livre e a TSH
- Também para monitorizar os medicamentos tireossupressores
- É um elemento importante no diagnóstico clínico de rotina

T4 sérico total:

- Intervalo de referência: 4-12 microgramas/dl
- Mede o T4 ligado e livre
- Aumento do T4 sérico total hipertiroidismo/ aumento da concentração de proteínas de ligação da tiroide
- Diminuição da concentração sérica total de T4 hipotiroidismo/diminuição da concentração de proteínas de ligação da tiroide/doenças não relacionadas com

a tiroide (DM, doença hepática, insuficiência renal, infeção prolongada e doenças CV)

Índice de tiroxina livre (T4):

- Intervalo de referência: 1.2-4.2
- Índice de T4 livre = T4 sérico total (mg/dl) x captação de resina T3 (%)
- O índice é elevado no hipertiroidismo
- O índice é baixo no hipotiroidismo

T3 livre

- O FT3 é a forma fisiologicamente ativa do T3, que não se liga às proteínas de transporte.
- Estado eutiroideu, hipertiroideu e hipotiroideu

Absorção sérica de resina T3 (rácio de ligação da hormona da tiroide):

- Intervalo de referência: 25-35%
- Estima indiretamente o número de sítios de ligação nas proteínas de ligação da tiroide ocupados por T3
- A captação da resina T3 é elevada quando a proteína de ligação à tiroide é baixa e vice-versa
- Aumento da captação de resina T3 consistente com hipertiroidismo
- Diminuição da captação de resina T3 consistente com hipotiroidismo

T3 sérico total:

- Gama de referência: 78-195 nanogramas/dl
- Utilizado para detetar toxicose de T3 (aumento de T3 e T4 normal)

Avaliar a integridade do eixo hipotalâmico-hipofisário da tiroide: Avaliada através da medição da TSH e da TRH.
TSH:

- Gama de referência: 0,3-5 microunidades/ml ou miliunidades/L
- Hipotiroidismo primário sintomático: >20 mu/L
- Hipotiroidismo sintomático ligeiro: 10 a 20 mu/L
- Hipertiroidismo primário: <0,05 mu/L
- Formada na pituitária anterior, sujeita a uma sequência de secreção circardiana
- É o mecanismo regulador central da ação biológica das hormonas da tiroide
- A sua determinação é o teste inicial no diagnóstico da tiroide
- Mesmo alterações muito ligeiras na concentração de hormonas tiroideias livres provocam alterações opostas muito maiores no nível de TSH
- Assim, é um parâmetro muito sensível e específico para avaliar a função da tiroide
- Adequado para a deteção precoce ou exclusão de perturbações no circuito de regulação central entre o hipotálamo, a pituitária e a tiroide

TRH:

- Regula a secreção de TSH da pituitária
- O teste da TRH mede a capacidade da TRH para estimular a hipófise a segregar TSH
- Aumento de TSH de 5 micro unidades/ml em relação à linha de base - estado eutiroideu
- Um aumento significativo exclui - hipertiroidismo

É efectuada através da determinação da concentração sérica basal de TSH e, em seguida, administra-se aproximadamente 200-400 microgramas de TRH por via intravenosa durante 30-60 segundos. Em seguida, a concentração de TSH é obtida aos 30-60 minutos

Tiroglobulina (Tg)

- É sintetizada pelos tireócitos
- Níveis baixos de Tg circulante indicam a presença de tecido tiroideu
- Após uma tiroidectomia total bem sucedida, a Tg não é detetável na circulação
- lNo hipotiroidismo congénito, para distinguir a ausência total de tiroide e a hipoplasia da tiroide ou outra condição patológica
- Um marcador da integridade morfológica da tiroide, a lesão da parede do folículo resulta num aumento da Tg
- Para distinguir entre tiroidite subaguda e tirotoxicose factícia; nesta última, espera-se uma Tg baixa devido à supressão da TSH

Avaliar a função inerente da glândula tiroide

- O teste de captação de iodo radioativo é utilizado para avaliar a função intrínseca da glândula tiroide
- Este teste não é específico e o intervalo de referência deve ser ajustado com base na população local
- Este teste é uma medida indireta da atividade da tiroide

Indivíduo com glândula tiroide normal

- 12-20% do iodo radioativo é absorvido após 6 horas
- 5-25% do iodo radioativo é absorvido após 24 horas

Aumento da absorção de iodo radioativo observado em:

- Tirotoxicose, Deficiência de iodo, Pós-tiroidite
- Repercussão da retirada após terapêutica com hormonas da tiroide/anti-tiroideus

Diminuição da absorção de iodo radioativo observada em:

- Tiroidite aguda, doentes eutiroides
- Doentes sob terapêutica com hormonas tiroideias exógenas '

- Doentes que tomam medicamentos antitiroideus, hipotiroidismo

Detetar anticorpos contra o tecido da tiroide (anticorpos anti-tiroide)

- Encontrada na tiroidite de Hashimoto (95% dos doentes) e na doença de Graves (55% dos doentes)
- Adultos sem doença da tiroide (10% dos adultos)
- Na doença de Grave, o hipertiroidismo é causado por anticorpos que activam os receptores de TSH
- Na tiroidite, o hipotiroidismo é causado por anticorpos que se ligam competitivamente aos receptores de TSH, impedindo assim a TSH de provocar a resposta

Summary

Disease	Total serum T4	Total serum T3	T3 resin uptake	Free T4 index	Radioactive iodine uptake test	TSH
Hypothyroidism	↓	↓	↓	↓	↓	↑ 1° ↓ 2°, 3°
Hyperthyroidism	↑	↑	↑	↑	↑	↓
T3 toxicosis	No change	↑	No change	No change	No change ↑	↓
Euthyroid sick syndrome	No change ↓	↓	↑	variable	No change	No change

EQUILÍBRIO DE FLUIDOS E ELECTRÓLITOS

Os fluidos corporais referem-se aos níveis adequados de água e electrólitos que se encontram em vários compartimentos de acordo com as suas necessidades.

Composição

- Não eletrólito
- Electrólitos

Os electrólitos são substâncias químicas que libertam catiões (+) e aniões (-) quando se dissolvem na água. O eletrólito mais importante

- Sódio
- Potássio
- Cloreto
- Cálcio

- Magnésio
- Fosfato

Os electrólitos desempenham um papel vital na manutenção da homeostase do organismo. Ajudam a regular a função cardíaca e neurológica, o equilíbrio dos fluidos, o fornecimento de oxigénio, o equilíbrio ácido-base e muito mais.

Fonte de fluidos corporais:

- Água pré-formada: 2,3 L/dia de ingestão diária.
- Água metabólica: produzida através da degradação catabólica dos nutrientes que ocorre durante a respiração celular. 200ml/dia
- Ingestão diária total 2,5 L/dia

Funções dos fluidos corporais:

1. Todas as reacções químicas ocorrem em meio líquido.
2. É crucial na regulação das distribuições químicas e bioeléctricas dentro das células.
3. Transporta substâncias como as hormonas e os nutrientes.
4. Transporte de O_2 dos pulmões para as células do corpo.
5. Transporte de CO_2 na direção oposta.
6. Dilui as substâncias tóxicas e os resíduos e transporta-os para os rins e o fígado.
7. Distribui o calor pelo corpo.

Movimento dos fluidos corporais:

- Difusão
- Osmose
- Transporte ativo
- Filtragem

Equilíbrio de fluidos:

Normalmente, existe um equilíbrio entre a nossa ingestão diária total e a produção de água. A ingestão total de líquidos é alterada pela indução da sensação de sede. Esta é produzida por uma reação das células do hipotálamo ao aumento da pressão osmótica do sangue que passa por esta região. Outro estímulo da sede seria o grau de secura da mucosa oral. Beber é necessário porque há uma perda obrigatória de água devido às perdas insensíveis de água. A concentração de soluto e o volume de urina dependem da ingestão de líquidos.

Problemas de equilíbrio de fluidos:

- Volume de fluidos deficiente
  - Hipovolemia
  - Desidratação
- Excesso de volume de fluido
  - Hipervolemia

- Intoxicação por água
- Desequilíbrio eletrolítico
  - Défice ou excesso de um ou mais electrólitos
- Desequilíbrio ácido-base

Factores que afectam o equilíbrio de fluidos:

- Factores do estilo de vida -Nutrição, exercício físico, stress
- Factores de desenvolvimento - Bebés e crianças, adolescentes e adultos de meia-idade, adultos mais velhos
- Factores clínicos -Cirurgia, Quimioterapia, Medicamentos, Terapia intravenosa
- Factores fisiológicos - Cardiovasculares, Respiratórios, Gastrointestinais, Traumatismos

Equilíbrio eletrolítico:

Sódio (Na)

- 136-145mEq/ L
- Importante para a função nervosa e muscular
- Regulação / Reabsorção nos túbulos renais
- Excretada na urina, fezes e suor.

Hipernatremia (>150mEq/L)

- Acompanhada de hiperosmolaridade
- Consumo excessivo de sal, redução da excreção de sal e da ingestão de água.
- Repor o volume circulante com solução salina isotónica.

Hiponatremia (<135mEq/L)

- Perda renal (excesso de diuréticos)
- Perdas externas (vómitos, diarreia, suores)
- Excreção renal deficiente de água
- Perda da capacidade de diluição renal
- Corrigir o Na sérico em 1mEq/L/he
- Utilizar soro fisiológico 3-/- em hiponatremia grave

Cloreto (Cl)

- 105 mEq/L
- Anião extracelular principal
- Regular a tonicidade
- Regulação / Reabsorção no rim

Hipocloremia: -

- Mais frequentemente por perda gástrica
- Reanimação com solução salina normal

Hiperclorémia: -

- Reanimação excessiva com soro fisiológico

- Parar a solução salina normal e substituir por cristaloide hipotónico.

Potássio (K)
- 3,5-5,5 mEq/L
- Principal catião intracelular
- Regulam o potencial de membrana em repouso, o equilíbrio de fluidos e de ferro no interior da célula.
- Regulação no rim

Hipocalemia (<3,5 mEq/L)
- Diminuição da ingestão de K+
- Aumento das perdas de K+ (diuréticos, vómitos, diarreia)
- Correção da doença subjacente
- Os suplementos orais de K (60-80 mEq/L), associados a uma dieta normal, são suficientes
- Monitorizar o ECG e o K

Hipercalemia (>5,5mEq/L)
- 10-/- glucómetro de cálcio ou CaCl
- Lasix 1mg/kg (se a função renal for normal).

Cálcio (Ca)
- A redução do nível de cálcio leva a um aumento da reabsorção de cálcio do osso.
- A vitamina D aumenta a reabsorção do cálcio elementar

Hipercalcemia (>5,3 mg/do)
- Hiperparatiroidismo, diuréticos tiazídicos, hipertiroidismo
- A furosemida aumenta a excreção de cálcio
- A calcitonina reduz a reabsorção óssea

Hipocalcemia (<4,4 mg/dL)
- Cirurgia da tiroide, pancreatite, transfusão maciça de sangue
- Terapia IV 100mg de cálcio elementar durante um período de 5-10 min

Fosfato (2,5-4,5mg/dL)
- Reabsorvido no jejuno
- Os rins actuam como principal regulador

Hiperfosfatemia (>4,5mg/dL)
- Insuficiência renal, tirotoxicose, hipoparatiroidismo
- Tratamento da insuficiência renal subjacente
- Antiácidos de ligação aos fosfatos
- Diálise

Equilíbrio ácido-base:
- Mau funcionamento dos tecidos
- Alteração metabólica subjacente

- O cloro desempenha um papel importante no equilíbrio ácido-base devido à sua produção de HCL
- Causa do desequilíbrio ácido-base
    - Acidose metabólica
        - Ocorre quando um ácido que não o ácido carbónico se acumula no sangue, resultando numa diminuição do bicarbonato
        - Identificar e corrigir a causa
        - As infusões de bicarbonato também utilizam
    - Alcalose metabólica
        - Incapacidade do rim para excretar o excesso de bicarbonato ou reter o ião hidrogénio
        - Alcalose metabólica sensível ao cloreto
        - Correção do defeito subjacente
    - Acidose respiratória
        - Presente quando o pH é baixo e a PCO2 é elevada
        - Asma, depressão do SNC, obstrução das vias respiratórias
        - Melhorar a ventilação alveolar (ventilação mecânica)
    - Alcalose respiratória
        - O pH é elevado e a PCO2 é baixa
        - Hiperventilação alveolar
        - Correção do problema subjacente

CAPÍTULO V

SERVIÇO DE INFORMAÇÃO SOBRE MEDICINA

DEFINIÇÃO

Por informação sobre medicamentos entende-se o fornecimento de informações clinicamente relevantes sobre qualquer aspeto da utilização de medicamentos relacionado com pacientes individuais ou informações gerais sobre a melhor forma de utilizar os medicamentos para as populações.

O serviço de informação sobre medicamentos pode ser aplicado a qualquer atividade em que se transfira informação sobre a utilização de medicamentos e inclui aspectos dos cuidados farmacêuticos relacionados com os doentes.

O centro de informação sobre medicamentos é um espaço onde os farmacêuticos (ou outros profissionais de saúde) se especializam na prestação de informações aos profissionais de saúde ou ao público.

O centro de informação sobre medicamentos fornece informações autênticas e imparciais aos profissionais de saúde, presta aconselhamento personalizado e informações sobre saúde aos doentes/consumidores, bem como monitoriza e documenta reacções adversas a medicamentos.

NECESSIDADE

- O número de medicamentos no mercado internacional aumentou muito
- Os medicamentos mais recentes são geralmente mais potentes e selectivos, e as formulações são cada vez mais complexas
- A literatura sobre drogas também se expandiu e abrange uma vasta gama de informações
- Para introduzir um novo medicamento na prática clínica, os profissionais precisam de avaliar a informação fornecida.
- Uma simples e rápida consulta de uma farmacopeia ou de um formulário já não é suficiente.

Finalidades e objectivos

- A prestação de informações aos profissionais de saúde sobre problemas específicos relacionados com a utilização de medicamentos em determinados doentes
- O fornecimento de informações aos funcionários das agências governamentais para otimizar o processo de tomada de decisões
- A preparação e o desenvolvimento de diretrizes e formulários
- Para melhorar a adesão dos doentes e fornecer um guia para uma automedicação responsável
- Desenvolver e participar em programas de formação contínua
- Participar em programas de ensino de graduação e pós-graduação

- Desenvolver actividades educativas sobre a utilização adequada dos medicamentos para os pacientes da comunidade.
- Preparar e distribuir material sobre drogas ao pessoal de saúde sob a forma de um boletim de informação sobre drogas e/ou outros meios de comunicação
- Desenvolver e participar em programas de investigação

RECURSOS DE INFORMAÇÃO SOBRE MEDICINA

As fontes de informação Recursos disponíveis

Fonte primária:

- As informações são apresentadas pelos autores sem qualquer avaliação por uma segunda parte.
- Fornece informações actualizadas sobre os medicamentos.

Exemplos: artigos publicados em revistas (por exemplo, British Medical Journal), teses, etc.

Vantagens:

- Informações actualizadas e pormenorizadas
- Avaliar pessoalmente a utilidade e a validade dos resultados do estudo
- Fornecer dados sobre novos medicamentos

Desvantagens

- Demasiado complexo para o doente
- A avaliação da literatura é morosa
- Pode não conduzir à melhor decisão devido ao âmbito limitado

Fonte secundária

- A fonte original foi avaliada por uma segunda parte que não o editor.
- Forma modificada e reorganizada

Exemplos: artigos de revisão como lexis nexis, Medline, etc.

Vantagens:

- Disponível gratuitamente
- Útil para quem tem acesso à Internet
- Avaliar informações a partir de uma localização remota

Desvantagens:

- Complexo para o doente
- As fontes impressas só podem ser pesquisadas por um utilizador de cada vez
- Exigir conhecimentos especializados para utilizar os recursos de 2°.

Fonte terciária

- Informações obtidas a partir de fontes primárias e secundárias e organizadas de forma a representar uma composição das informações disponíveis.

Exemplo = formulário representativo das farmacopeias BP, USP, IP. BNF etc. Enciclopédia

Dicionários, guias, livros de texto

Vantagens:

- Fácil e cómodo de utilizar

Desvantagens

- Possível erro de transcrição
- Interpretação incorrecta da informação
- As informações podem não estar completas devido a limitações de espaço do livro ou a pesquisas bibliográficas incompletas, mas o autor

Outras fontes:

O DIC também recebe informações de

- O público e os hospitais sobre os efeitos adversos de qualquer medicamento
- Listas de medicamentos locais
- Formulários nacionais
- Formulários hospitalares
- Internet
- Chamadas telefónicas para os fabricantes
- Organizações governamentais e não governamentais e também a outros DIC.

ABORDAGEM SISTEMÁTICA NA RESPOSTA A PEDIDOS DE INFORMAÇÃO SOBRE MEDICINA:

O informador sobre drogas deve compreender a natureza da pergunta e deve fazer todas as perguntas necessárias para chegar à pergunta final. Atualmente, a maioria dos especialistas utiliza a abordagem sistemática modificada concebida por "Host e Kirkwood", que são as seguintes

1. Dados demográficos seguros do requerente
   - Quem solicita
   - Pessoal médico/não médico
   - Pessoal instruído/não instruído
   - Nome/localização/telefone/e-mail, etc. do requerente Isto determina o tipo de resposta que será dada
2. Obter informações de base
   - Onde é que o requerente ouviu/leu sobre o medicamento?
   - Está a tomar medicamentos? Porquê?
   - É prestador de cuidados/quer tomar medicamentos?
   - Isto ajuda a determinar que informações adicionais devem ser fornecidas.
3. Determinar e categorizar a pergunta final
   - A próxima etapa consiste em categorizar a pergunta.
4. Desenvolver a estratégia e efetuar investigação
   - As estratégias devem ser desenvolvidas com um algoritmo típico com três componentes essenciais: literatura primária secundária terciária
5. Efetuar a avaliação, a análise e a síntese
   - O fornecedor deve ter tempo para avaliar as informações, analisá-las e sintetizá-las numa boa resposta
6. Formular e dar resposta

- Deve ser estabelecido um esquema para ajudar a formular uma resposta ao pedido de informação sobre medicamentos.
- É importante ter: introdução, corpo e conclusão

7. Efetuar o acompanhamento e a documentação
   - Verificar com o requerente se a sua pergunta foi respondida de forma suficiente e completa.
   - É de importância vital documentar todos os passos dados neste processo.

Avaliação da literatura sobre medicamentos

- Entre as competências da informação sobre medicamentos, conta-se o conhecimento da avaliação da literatura sobre medicamentos, que permite efetuar uma análise crítica da literatura e compreender melhor os estudos realizados no domínio da saúde e da medicina.
- É um componente essencial para fornecer uma resposta de boa qualidade a um requerente
- É essencial saber separar os bons dados dos maus dados
- O conhecimento das limitações de qualquer estudo pode ajudar a avaliar a utilidade dos seus dados
- Os especialistas em informação sobre medicamentos utilizarão frequentemente algumas perguntas padrão para ajudar neste processo
- Várias referências fornecem guias para avaliar a literatura médica e farmacêutica

Orientações gerais para as respostas à informação sobre medicamentos

- Não adivinhe
- Ter em conta várias questões éticas
  - A privacidade do paciente deve ser mantida
  - A relação médico-paciente não pode ser violada
  - A resposta não é necessária se o inquiridor tiver a intenção de utilizar indevidamente ou abusar da informação fornecida.
- Organizar a informação antes de tentar comunicar a resposta ao inquiridor.
- Adaptar a resposta ao contexto do inquiridor.
- Dizer ao inquiridor onde foi encontrada a informação.
- Avisar o inquiridor de um possível atraso quando a resposta à pergunta demorar mais tempo do que o previsto.
- Perguntar se a pergunta do inquiridor é respondida pela informação.

PREPARAÇÃO DA RESPOSTA ESCRITA

Objetivo

Preparar um documento que seja claro, conciso, completo e correto

Regras gerais

- Organizar a informação antes de começar a escrever (o que e como escrever)
- Utilizar a ortografia e a gramática corretas
- De preferência, evitar a voz passiva em todo o texto
- Evitar escrever na primeira e na segunda pessoa sempre que possível
- Preparar um documento de forma apresentável (cuidada)
- Manter as coisas tão simples e diretas quanto possível
- Considerar se os quadros, gráficos ou figuras podem tornar o documento mais simples
- Evitar a utilização de abreviaturas ou acrónimos
- Se o documento for longo, utilize subtítulos
- Apresentá-lo na ordem correta, conforme necessário
- Escreva com as suas próprias palavras
- Numa primeira fase, certifique-se de que toda a informação está no papel. Quando isso acontecer, volte atrás, reveja e talvez reorganize o documento.

A secção inclui

- Introdução
- Corpo
- Conclusão

Introdução

Deve informar o que o resto do documento deve abranger

Corpo

- Deve conter todos os pormenores do documento
- Não incluir informações desnecessárias (mesmo que sejam interessantes)
- Não se desviar do tema
- Subdividir o documento numa ordem lógica e adequada, quando necessário
- Focar sempre o ponto final
- Deve ser colocado no final do documento
- Evitar extrapolar para além das informações disponíveis
- Os leitores precisam de algo que lhes permita juntar as ideias no final.

PREPARAÇÃO DA RESPOSTA VERBAL

- As comunicações verbais são mais frequentemente utilizadas em contextos de prática
- Necessidade de utilizar boas capacidades de comunicação verbal
- Disponibilizar a informação num local ideal
- Apresentar o conteúdo com confiança
- Fazer analogia com a apresentação de uma palestra ou conferência
- Utilizar uma linguagem adequada com boa gramática
- Utilizar a pronúncia correta de todos os termos do documento
- Ouvir atentamente os pedidos de esclarecimento
- Não interromper enquanto se pede um esclarecimento

- Esclarecer todas as dúvidas com confiança
- Deve estar preparado para perguntas adicionais
- Apresentar provas quando necessário/adequado

CENTRO DE INFORMAÇÃO SOBRE MEDICAMENTOS

Os centros de informação sobre medicamentos (CID) são, em geral, prestadores de serviços que fornecem informações sobre medicamentos relacionadas com terapias, farmacoeconomia, educação e programas de investigação. Fornecem informações imparciais aos profissionais de saúde e/ou aos doentes e consumidores. Muitos centros também oferecem workshops ou outras formas de formação para melhorar as competências dos profissionais de saúde. Um centro de informação sobre medicamentos é normalmente uma unidade localizada numa organização de maior dimensão (ou seja, uma associação farmacêutica, um hospital, etc.) e/ou a ela associada.

Pessoal;

- Farmacêuticos; especialistas com conhecimentos adequados sobre medicamentos e acções a eles associadas, com formação académica (fornecem informações sobre medicamentos).
- Técnicos e estudantes de farmácia (prestam assistência aos farmacêuticos no fornecimento de informações sobre medicamentos, como pesquisa bibliográfica, registo de dados, atualização de recursos, etc.)
- Pessoas com formação em biblioteconomia e com conhecimentos de informática (estão a apoiar o pessoal do DIC pela sua própria experiência)
- O centro deve ter um horário de funcionamento específico (de preferência 24 horas) e recursos tecnológicos adequados (ou seja, computadores, linhas telefónicas, faxes, etc.)
- O centro de informação sobre medicamentos deve ter as publicações mais recentes e, idealmente, publicar um boletim informativo ou outras actualizações informativas.

Papel do farmacêutico:

- Deve fazer parte do DIC, deve estar sempre "pronto a receber" informações.
- O "Farmacêutico de Informação sobre Medicamentos" está na interface entre uma grande quantidade de conhecimentos, por um lado, e as pessoas que necessitam desses conhecimentos, por outro.
- Deve fornecer informações adequadas, independentemente do estatuto do informador.

Boletim de informação sobre medicamentos

- Publica os últimos desenvolvimentos das ciências médicas, os medicamentos recentemente introduzidos, as novas indicações e outras informações relativas aos medicamentos.
- Uma das funções dos PTC é assistir o farmacêutico na condução de um programa de ensino no hospital através de uma publicação farmacêutica.
- Os métodos utilizados para divulgar informações interdepartamentais são geralmente boletins, avisos em quadros de avisos e reuniões de comissões.
- O boletim publica normalmente os últimos desenvolvimentos nas ciências médicas, os medicamentos recentemente introduzidos, as novas indicações para determinados medicamentos, os novos sistemas de administração de medicamentos, actualizações sobre interações medicamentosas e RAM.
- O farmacêutico é normalmente responsável pela sua publicação; no entanto, são obtidas contribuições de farmacêuticos, médicos e enfermeiros e outros grupos interessados, como o dietista terapêutico para interações medicamentosas com alimentos, para a publicação do boletim
- O conteúdo deve, no entanto, ser educativo e formativo

Função

- Avaliação de medicamentos

A avaliação dos medicamentos terapêuticos é uma função importante de um centro de informação sobre medicamentos.

- Aconselhamento terapêutico

O aconselhamento terapêutico inclui factores como a eficácia, a dosagem ideal, as interações, os efeitos adversos, o modo de administração, os efeitos de outros estados de doença e as estratégias para promover a adesão em doenças crónicas.

- Aconselhamento farmacêutico

A maior parte dos outros pedidos de informação relacionam-se com preparações farmacêuticas em geral e incluem questões de disponibilidade, formulação, custo, armazenamento e estabilidade.

- Educação e formação

A prestação de informações aos profissionais de saúde e ao público faz parte da educação contínua no domínio da saúde. A formação de estudantes de pós-graduação e de licenciatura é um aspeto importante da formação clínica global.

- Divulgação de informações

Os centros de informação sobre medicamentos podem divulgar informações sob a forma de monografias de medicamentos, boletins e sítios Web. As competências editoriais são importantes para estas funções.

- Investigação

Os centros de informação sobre medicamentos devem participar em actividades de investigação que incluam a farmacoepidemiologia, por exemplo, estudos de utilização de medicamentos e farmacovigilância.

Os centros de informação sobre medicamentos devem dispor dos seguintes recursos para um funcionamento eficaz,

- Pessoal:

O número de pessoal necessário dependerá do leque de actividades oferecidas e do horário de funcionamento. Um centro deve procurar prestar um serviço direto durante os períodos de maior procura por parte dos seus clientes.

- Gestão:

A gestão é uma componente importante de um centro de informação sobre medicamentos bem sucedido.

- Recrutamento e coordenação do pessoal
- Formação
- Promoção do serviço
- Identificar e manter os recursos adequados
- Gestão de dados e elaboração de relatórios
- Garantia e melhoria da qualidade

- Textos e bases de dados:

O centro deve manter a sua própria biblioteca de recursos de uso corrente. Outros livros e outras publicações devem estar disponíveis em papel ou eletronicamente a partir de fontes externas.

- Instalações:

O equipamento básico necessário para um centro inclui:

- Mobiliário - secretárias, cadeiras, estantes
- Comunicações - telefones, fax, acesso à Internet
- Computadores - incluindo cópia de segurança externa de dados, impressora
- Software - para processamento de texto, folhas de cálculo, bases de dados e apresentações
- Fotocopiadora
- Livros didácticos e recursos electrónicos de informação.

SERVIÇOS DE INFORMAÇÃO SOBRE VENENOS

Veneno: Qualquer substância que possa prejudicar o organismo, alterando a estrutura ou as funções das células

Toxina: Uma substância venenosa segregada por bactérias, plantas ou animais

Exemplos: Cogumelos, variedade de plantas, contaminantes bacterianos nos alimentos

Os centros antivenenos foram criados por duas razões:

- Proporcionar um acesso rápido a informações úteis para a avaliação e o tratamento de envenenamentos
- Para ajudar na prevenção de intoxicações.

Objectivos:

- Fornecer informações completas, exactas e atempadas aos seus clientes
- Melhorar os cuidados médicos prestados aos doentes
- Existe também um Centro de Informação sobre Medicamentos com os mesmos objectivos que o Centro de Informação sobre Intoxicações

Organização

Pessoal

Equipa de farmácia

- farmacêutico; especialistas com formação em informação sobre venenos e na gestão de emergências de envenenamento.
- Técnicos e estudantes de farmácia

Equipa médica

- Os toxicologistas especializados em toxicologia médica também estão disponíveis para consulta.

Equipa de apoio

- Pessoas com formação em biblioteconomia e conhecimentos de informática

Pessoal

- Diretor médico
- Especialistas em informação sobre venenos
- Diretor ou supervisor

Diretor médico:

Responsável em última instância por todos os aspectos médicos do funcionamento do centro antivenenos. Os especialistas não médicos em informação sobre venenos prestam cuidados médicos sob a direção e autoridade do diretor médico do programa.

Deveres

- Revisão regular e autorização de todos os protocolos de gestão de envenenamento.
- Autorização das políticas e procedimentos do centro antiveneno
- Participação na formação do pessoal
- Prestação de apoio clínico em permanência ao pessoal do centro antiveneno
- Participação em actividades de garantia da qualidade
- Ligações com sociedades médicas locais, médicos, agências estatais e federais

Especialistas em informação sobre venenos

- Interagem diretamente com o público e com os profissionais de saúde.
- Os especialistas em informação sobre venenos devem ser simultaneamente clínicos e conselheiros. Devem obter uma história completa, avaliar corretamente a potencial gravidade da exposição e utilizar o plano de gestão mais adequado para a pessoa que telefona.

- Os especialistas em informação sobre venenos devem ser capazes de concentrar as pessoas que telefonam e que não conseguem dar uma história coerente.
- Os especialistas devem ser capazes de comunicar de forma calma e tranquilizadora a todos os níveis de ensino.
- Tanto os enfermeiros como os farmacêuticos são especialistas adequados em informação sobre venenos.

Diretor / Supervisor

O diretor é responsável pelos aspectos administrativos do funcionamento do centro. Idealmente, esta pessoa possui competências clínicas, administrativas e de supervisão comprovadas

Deveres

- Orçamentação
- Compras
- Programação, supervisão e formação do pessoal
- Manutenção de um programa de melhoria contínua da qualidade
- Desenvolvimento de políticas e procedimentos do departamento
- Elaboração de relatórios administrativos
- Resposta dos media
- Formação profissional

Coordenador de Educação Pública

- Idealmente, este coordenador tem formação em educação e comunicação social e experiência como especialista em informação sobre venenos

As funções de coordenador do ensino público podem incluir

- Desenvolvimento, distribuição e avaliação de programas e materiais de prevenção de intoxicações
- Coordenação das mensagens de educação pública que ocorrem regularmente através dos meios de comunicação social.
- Trabalho em rede com escolas e outras organizações para proporcionar uma educação pública económica.
- Coordenação da prevenção de intoxicações através de especialistas em informação sobre intoxicações.

Outro pessoal

- Apoio de secretariado
- Voluntários
- Profissionais de toxicologia
- Conselhos consultivos

Localizações ideais

- Serviço de urgência
- Junto a uma grande biblioteca médica
- Farmácias hospitalares
- Escolas de farmácia
- DIC

Funções

- Avaliação e recomendações de tratamento em caso de envenenamento através de serviços telefónicos de emergência 24 horas por dia
- Proporcionar programas educativos públicos e profissionais
- Recolher dados sobre envenenamentos, efetuar investigação
- Prestar assistência ao público e aos prestadores de cuidados de saúde durante os derrames de matérias perigosas
- Toxicovigilância
- Prevenção e tratamento de envenenamentos
- Desenvolver diretrizes ou protocolos de gestão
- Ensino e formação

REFERÊNCIAS

1. A Textbook of Clinical Pharmacy Practice - Essential concepts and skills - Parthasarathi G, Karin Nyfort-Hansen e Milap Nahata.
2. Normas e definições práticas - Sociedade de Farmacêuticos Hospitalares da Austrália.
3. Competências básicas de interpretação de dados laboratoriais - Scott LT, American Society of Health System Pharmacists Inc.
4. Biopharmaceutics and Applied Pharmacokinetics - Leon Shargel, publicação da Prentice Hall.
5. Informação australiana sobre medicamentos - Manual de procedimentos. A Sociedade de Farmacêuticos Hospitalares da Austrália.
6. Clinical Pharmacokinetics - Rowland and Tozer, Williams and Wilkins Publication.
7. Estatística farmacêutica. Aplicações práticas e clínicas. Sanford Bolton, Marcel Dekker, Inc.

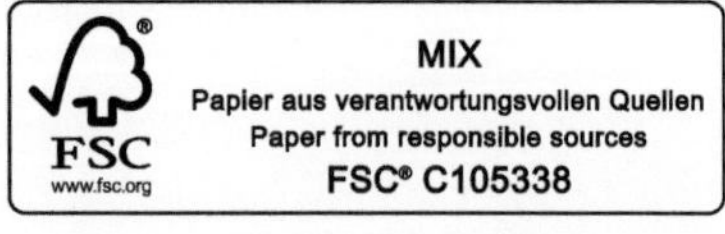

Printed by Books on Demand GmbH, Norderstedt / Germany